Dr. med. Ulrike Korsten-Reck
Nina macht Mut

Dr. med. Ulrike Korsten-Reck

Nina macht Mut

Erfolgreich gegen Übergewicht
bei Kindern und Jugendlichen

Unter Mitarbeit von Hermann Scharnagl

Ullstein

Inhalt

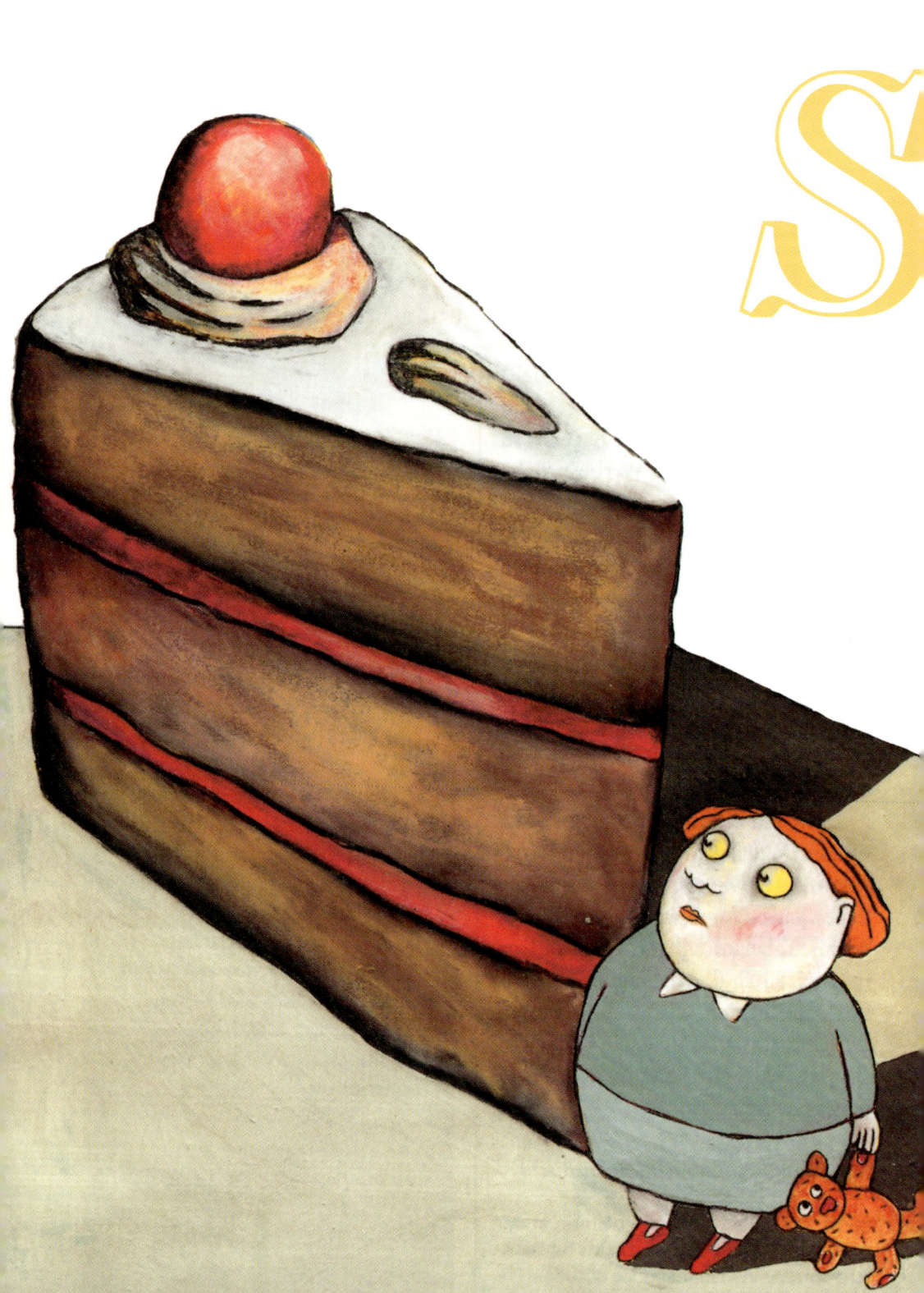

Vorwort

Hänseleien wie „Gehwegpanzer" oder „fette Qualle!" und das Gefühl in die Ecke gestellt und weniger wert zu sein als andere Gleichaltrige, die scheinbar keine Probleme mit sich herumschleppen, machen übergewichtigen Kindern und Jugendlichen oft das Leben zur Hölle. Können sie in einer solchen Situation, die ihnen – verstärkt durch den Spott aus ihrem Umfeld – ausweglos wie ein unabänderliches Schicksal erscheint, ihr Verhalten überhaupt noch ändern und den Teufelskreis Übergewicht – Spott – Minderwertigkeitsgefühle – Frust-Essen – Übergewicht jemals durchbrechen?

Die Antwort auf diese Frage, wie sie mir so und in ähnlicher Form immer häufiger von Eltern gestellt wird, die nicht weniger verzweifelt sind als ihre Kinder, kann ich in drei Worte fassen: Sie können es. Das klingt wie eine Wundermeldung, ist in Wirklichkeit jedoch ein längerer Weg, der aber verkürzt wird, wenn er so früh wie möglich mit den Kindern und ihrem Umfeld – Eltern, zuverlässigen Freunden, Schule und Sportverein – eingeschlagen und von therapeutischer Seite begleitet wird. Ich will nicht verhehlen, dass es ein mühsamer Weg ist, denn Wunderdiäten gibt es ebenso wenig wie schnelles und dabei auf Dauer wirksames Abnehmen, aber die Erfahrung mit unserem

Übergewicht führt schon in frühen Jahren zu Nachteilen. Häme und Hänseleien machen Kindern und Jugendlichen oft das Leben zur Hölle.

TIPP

Mit Geduld und Konsequenz, orientiert am Freiburger Therapieprogramm, lässt sich der Teufelskreis Übergewicht – Spott – Minderwertigkeitsgefühle – Frust-Essen – Übergewicht durchbrechen.

Nina als Mut machendes Beispiel für andere Kinder und Jugendliche. Sie wird uns durch dieses Buch begleiten und ihre Erfahrungen weitergeben. Eine ihrer wichtigsten Botschaften, die zudem geeignet ist, den Kopf nicht mehr hängen zu lassen, lautet: „Wenn man mal etwas falsch oder schlecht gemacht hat, gibt es trotzdem die Chance, es schon am nächsten Tag besser, zumindest aber anders machen zu können. Das ist doch immer eine tolle Perspektive!"

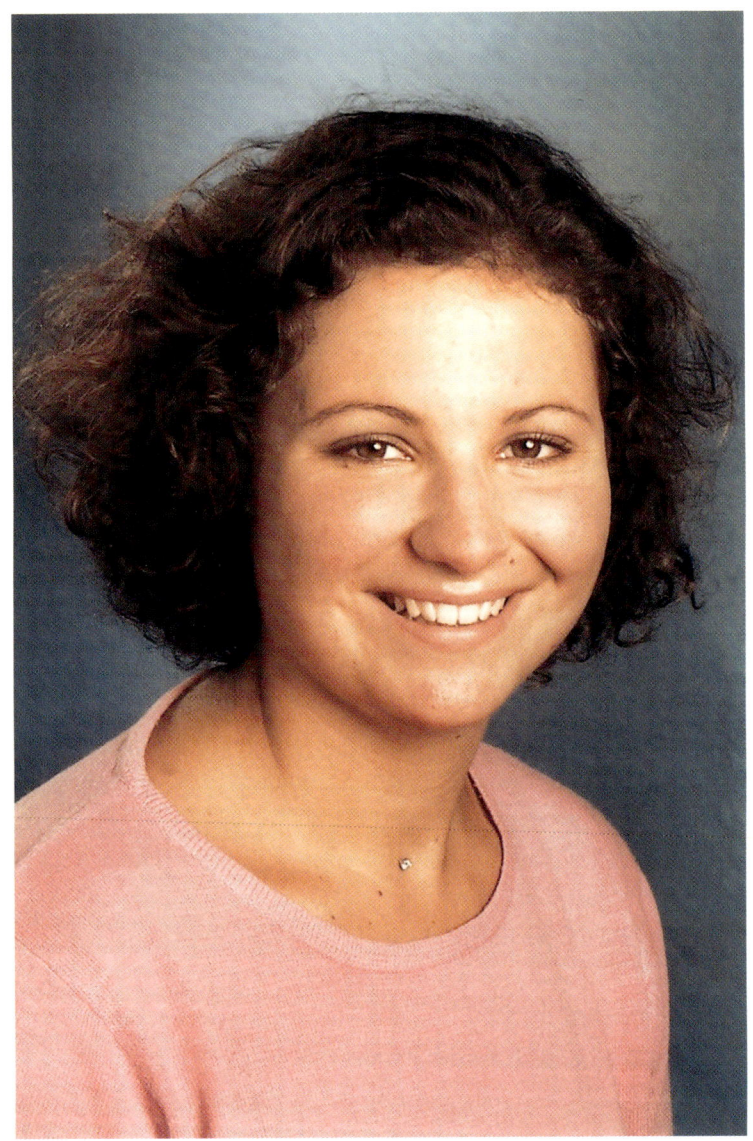

Programm hier in Freiburg zeigt ganz klar, dass sich dieser Weg lohnt, wenn ihn alle Beteiligten mit der erforderlichen Konsequenz, Disziplin und Geduld gehen.

Ein Weg, der sich lohnt, wenn ihn alle Beteiligten konsequent gehen

Für Nina, die als Mut machendes Beispiel von mir ausgewählt wird und stellvertretend für andere Kinder und Jugendliche steht, war dieser Weg auch mühsam, aber erfolgreich.

Ich habe im Rahmen dieses Buches, das ich gerne als Mit- und Mutmachbuch bezeichnen möchte, auf falsche Versprechen ebenso wie auf überflüssige und in die Irre führende Schönheitsideal-Beschwörungen verzichtet. Dafür möchte ich Ihnen als Eltern, aber auch euch Kindern verlässliche Informationen und Ratschläge vermitteln, wie sie hier in Freiburg als interdisziplinäre Erfahrungsmedizin im Zusammenwirken mit Ernährungswissenschaftlern, Psychologen, Pädagogen, Sportvereinen und nicht zuletzt in der Arbeit mit Eltern solide gewachsen und gereift sind. Ninas Weg soll in Form eines Interviews noch einmal nachgezeichnet werden. Sie finden es im Serviceteil des Buches Seite 164 ff. Aber auch an anderer Stelle kommt Nina noch selbst zu Wort.

Verlässliche Informationen und Ratschläge statt unseriöser Erfolgsversprechen

Ich lade Sie ein zur eifrigen Lektüre, zum engagierten Mitmachen und wünsche allen, die sich wie Nina mit Geduld, Ausdauer und Konsequenz auf den Weg machen, viel Erfolg, damit Schritt für Schritt das jeweils angestrebte Ziel auch erreicht werden kann.

Freiburg im Breisgau   Dr. med. Ulrike Korsten-Reck

Einführung

Vorbeugung durch aktiven Lebensstil, verbunden mit richtiger Ernährung, zählt in der Freiburger Sportmedizin schon lange zum Selbstverständnis eines wegweisenden Gesundheitskonzepts.

Für die Freiburger Sportmedizin am Universitätsklinikum Freiburg hat der Begriff der Prävention eine jahrzehntelange Tradition. Seit der Einrichtung des Lehrstuhls vor fast 30 Jahren und der heute unter dem Namen geführten Abteilung für Rehabilitative und Präventive Sportmedizin zählte für den Ärztlichen Direktor, Herrn Prof. Dr. med. Dr. h. c. Joseph Keul, und sein Mitarbeiterteam stets zum Selbstverständnis der Abteilung, die vom Leistungssport und der Betreuung von Spitzensportlern abzuleitenden physiologischen und biochemischen Erkenntnisse auch für die Gesundheitsvorsorge und für die Sportpraxis von Nichtsportlern zu nutzen. So entstanden von der Freiburger Sportmedizin begleitete Trainingskonzepte für Herzkranke und Diabetiker ebenso wie Empfehlungen für den Schul- oder Breitensport.

Nicht erst heute wurde den Freiburger Sportmedizinern bewusst, dass für die breite Bevölkerung ein aktiver Lebensstil der Garant für die Gesundheitsstabilisierung sein würde und es einfacher ist, einen solchen Lebensstil im Kindes- und Jugendalter zu prägen als erst im Erwachsenenalter auf die Wirkung notwendiger Veränderungen zu vertrauen. So wurde bereits vor etwa 20 Jahren in der Freiburger Turnerschaft der erste Sportkindergarten unter sportmedizinischer Aufsicht und schon vor etwa zehn Jahren ebenfalls wieder in der Freiburger Turnerschaft ein ambulantes Trainingsprogramm für übergewichtige Kinder eingerichtet. Für beide Programme war als Mitarbeiterin der Abteilung Sportmedizin am Universitätsklinikum Freiburg die Autorin des jetzt vorliegenden Buches, Frau Dr. med. Ulrike Korsten-Reck, von Beginn an verantwortlich.

Sport und Ernährung spielen für Frau Dr. U. Korsten-Reck eine wichtige Rolle in dem entwickelten und hier beschriebenen Gesundheitskonzept. Wichtig dabei ist aber auch, die gewonnenen Kenntnisse über Zusammenhänge zwischen Lebensstil, Fitness und Gesundheitsentwicklung nicht nur wissenschaftlich zu fördern und zu dokumentieren, sondern der Bevölkerung und den eigentlich Betroffenen vorzustellen und verständlich zu machen. Dass Änderungen im Lebensstil, begleitet von Ernährungsumstellungen tatsächlich nachweisbare Erfolge bei bereits gestörter Stoffwechselfunktion und bestehendem Übergewicht bei Erwachsenen, Jugendlichen und Kindern bewirken können, zeigen unsere Erfahrungen und Daten aus zwei Jahrzehnten. Grund und Motivation genug, die Möglichkeit zur körperlichen Mehraktivität und einem gesunden Lebensstil gezielt über das ganze Leben zu nutzen.

Körperliche Inaktivität und Fehlernährung zählen zu den in der Bevölkerung verbreitetsten, gesundheitlichen Fehlverhalten. Beide Faktoren, körperliche Inaktivität und Fehlernährung, sind in jedem Lebensalter besondere Risikofaktoren für die Entstehung von Erkrankungen wie Arteriosklerose, Diabetes und Krebs. Allein in Deutschland verursachen verhaltensbedingte Krankheiten jeweils Gesamtkosten von mehr als 120 Milliarden DM pro Jahr. Aus Sicht der Gesundheitsforscher könnten mehr als zwei Drittel dieser Kosten allein über die Umstellung des gesundheitlichen Fehlverhaltens eingespart werden. Wäre dies langfristig möglich, brauchten wir uns um die steigenden Ausgaben im Gesundheitswesen keine Sorgen mehr zu machen.

Freiburg in der Vorreiterrolle mit einem ambulanten Trainingsprogramm für übergewichtige Kinder

Brückenschlag zwischen wissenschaftlicher Forschung und Öffentlichkeit: Kinder, Jugendliche und ihre Eltern können davon nur profitieren.

Wie durch umfassende Vorsorge, möglichst von frühester Kindheit an, im Gesundheitswesen Milliarden gespart werden könnten.

„Überhaupt aber beruhen neun Zehntel unseres Glückes allein auf der Gesundheit. Mit ihr wird alles eine Quelle des Genusses, hingegen ist ohne sie kein äußeres Gut, welcher Art es auch sei, genießbar."

Arthur Schopenhauer

Wie die Freiburger Präventivmedizin fundamentale Erkenntnisse zur Gesundheit für die Praxis aller verfügbar macht.

Es müssen also Anstrengungen unternommen werden, durch eine Gesundheitseinstellung nach dem Motto „gesund und fit" schon im jungen Lebensalter über Veränderungen im Freizeit-, Aktivitäts- und Ernährungsverhalten die Lebensqualität und Gesundheit langfristig zu erhalten. Es gilt, als Kind und Jugendlicher zu lernen und zu erfahren gesund erwachsen und darauf aufbauend gesund älter zu werden.

Änderung im Lebensstil, Sportausübung und Mehraktivität sind in jedem Lebensalter und mit individueller Gestaltung für jeden möglich. Für den Unsportlichen und mit Sportarten nicht Vertrauten erscheinen vor allem fachlich begleitete Sportprogramme besonders effektiv. Qualifizierte Trainingsprogramme können wesentlich dazu beitragen, das Körpergewicht zu stabilisieren und ein krankmachendes Stoffwechselprofil umzustellen. Die Zunahme des Fettgewebes und eine wohl auch veränderte Signalübertragung zwischen Fettzellen und Gehirn werden korrigiert, das Gleichgewicht zwischen gesundheitsfördernden und gesundheitshemmenden Faktoren neu eingestellt. Ermutigend sind die heute gesicherten Erkenntnisse, dass auch bei genetisch vorliegender Anlage für einen gestörten Stoffwechsel (Übergewicht, Altersdiabetes, Fettstoffwechselstörungen) die Ausprägung der Anlage in ein manifestes Krankheitbild und begleitende Komplikationen durch regelmäßige körperliche Aktivität verzögert oder sogar vollständig unterdrückt werden können. Trotz starker genetischer Verankerung unserer Krankheitsmerkmale lassen die freien Anteile, hier bezogen auf Übergewicht und Stoffwechselregulation, den entscheidenden Spielraum, um durch frei gewählte und gestaltete Lebensstil- und Umweltfaktoren die individuelle Gesundheitsprognose mitzubestimmen und diese zu beeinflussen.

Das in der Abteilung Rehabilitative und Präventive Sportmedizin entwickelte Behandlungskonzept in der ambulanten Therapie von übergewichtigen Kindern zeigt einen geeigneten Weg, den

Kreislauf zwischen Fehlverhalten und Krankheitsentwicklung zu durchbrechen. Kinder und Jugendliche, die das erlernte Ernährungs- und Aktivitätsverhalten nach Beendigung eines Interventionsprogramms beibehalten, profitieren auch langfristig von der Gewichtsreduktion und Verbesserung des Stoffwechselprofils. Sie haben die besten Voraussetzungen, normalgewichtige Erwachsene ohne erhöhtes Risiko für Herzkreislauf- und Stoffwechselerkrankungen zu werden und zu bleiben.

Wie dieses Ziel zu erreichen ist, vermittelt das vorliegende Buch mit vielen Empfehlungen und Tipps zur Änderung dickmachender Gewohnheiten sowie umfassenden Ratschlägen zu einer gesünderen Lebensweise, die allen – Kindern und ihren Eltern – sogar Spaß machen können.

Professor Dr. med. Aloys Berg

Lebenslange Erfolgsaussichten für alle, die mitmachen und konsequent bleiben

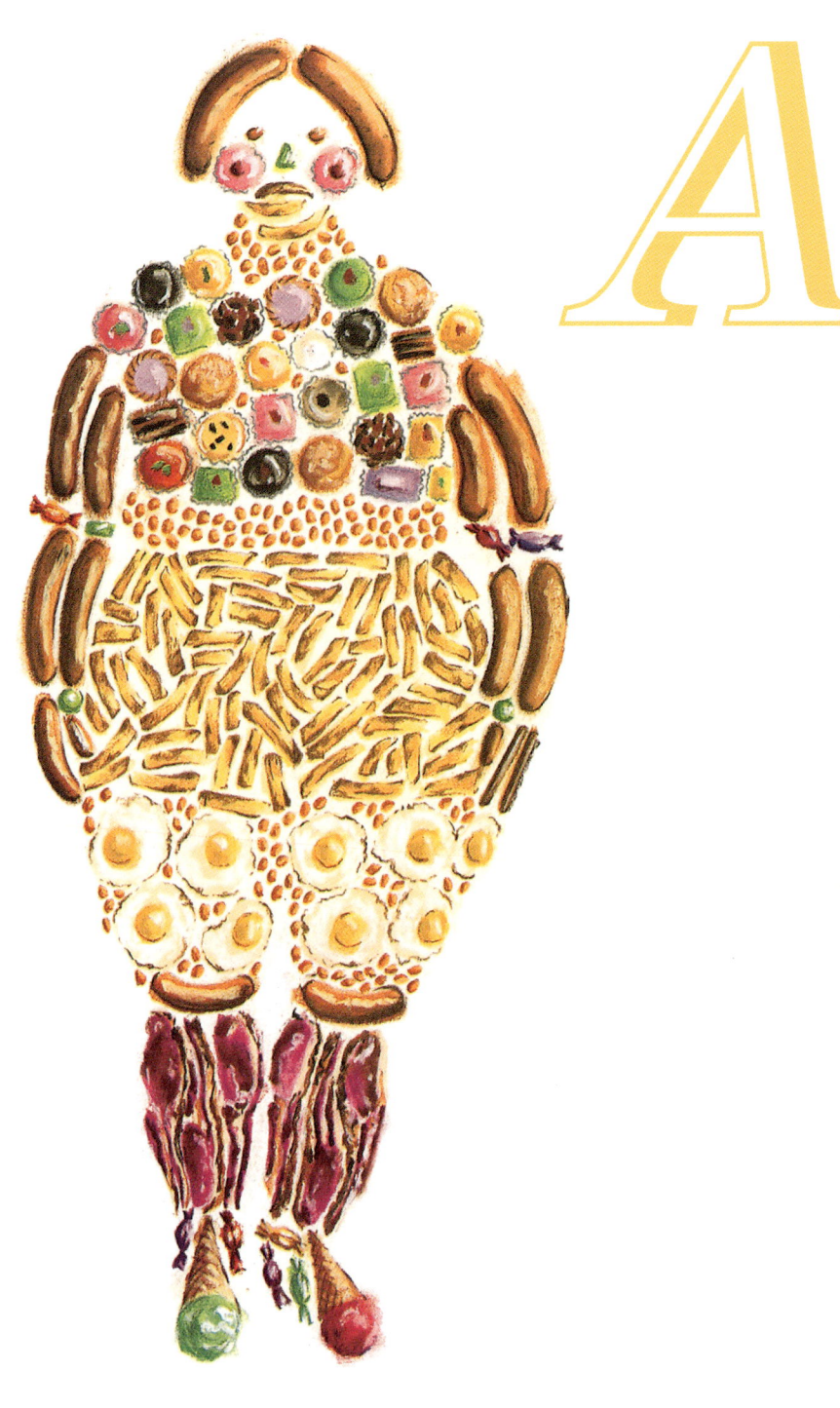

A

Ursachen – Risikofaktoren

Ursachen erkennen, Risikofaktoren richtig analysieren

Es gibt viele dicke Kinder und Jugendliche – zu viele und mehr als je zuvor, denn ihre Anzahl hat sich seit Ende der 80er Jahre, als es auch schon genug übergewichtige Kinder gab, nahezu verdoppelt: ca. 25 Prozent aller Kinder und Jugendlichen sind übergewichtig oder sogar adipös, also extrem übergewichtig – eine alarmierende Situation. Übergewicht ist eine der größten gesundheitspolitischen Herausforderungen, die insbesondere mit Blick auf Fettleibigkeit im Kindes- und Jugendalter nicht länger verharmlost werden darf. Dies geschieht nicht nur in größeren Bevölkerungsschichten, sondern auch nach wie vor in Fachkreisen, die Fettleibigkeit erst im Erwachsenenalter als Risikofaktoren u. a. für Herz-Kreislauf- und Stoffwechselerkrankungen anerkennen. Viele sind der Meinung, Übergewicht im Kindesalter werde sich automatisch verwachsen. Untersuchungen aber zeigen, dass 80 Prozent aller dicken Kinder und Jugendlichen auch als Erwachsene dick bleiben.

Alarmierende Situation in allen Industrieländern

TIPP

Es muss im Zusammenwirken von Fachleuten und verantwortungsbewussten Eltern ab sofort alles getan werden, dass Dicksein nicht länger verharmlost wird und geeignete Maßnahmen schon im Kindesalter ergriffen werden.

Hilfe, ich werde dicker, dicker, dicker ...

Wie der Speck schon in frühen Jahren auf die Rippen kommt.

Was verursacht Übergewicht? Zu vieles, zu fettes und zu süßes Essen ist die sicher richtige Antwort, die aber noch nicht ausreichend zum Kern der Nuss führt, die wir zu knacken haben, denn die Ursachen für Übergewicht bzw. für extremes Übergewicht, auch Adipositas genannt, sind vielschichtig und haben in aller Regel einen individuellen Hintergrund. Ein einfaches Beispiel zeigt dies: Innerhalb einer Familie können zwei Geschwister dieselbe Nahrung hinsichtlich Quantität und Qualität zu sich nehmen, und dennoch kann es so sein, dass der eine schlank bleibt, der andere aber zunimmt. Die Erklärung liegt in der Vererbung der Anlage Übergewicht, die wir mit ca. 50 Prozent veranschlagen können, 50 Prozent können wir aber aufgrund unseres Lebensstils verändern. So ist das eine Kind das Abbild des übergewichtigen Vaters und das andere Kind das der schlanken Mutter oder umgekehrt. Es gibt auch Fälle, in denen die reine Lust, Speisen in großen Portionen zu verzehren, die Ursache für Fettleibigkeit ist. Es gibt einfach Kinder und Eltern, die gerne essen und für die „Essen sehr wichtig ist". Solche Menschen essen schon im Kindes- und Jugendalter mehr, als sie tatsächlich brauchen. Die nicht benötigte Energiezufuhr wird im Körper als Fett abgelagert, und das Resultat heißt: Übergewicht.

Adipositas – wie kommt es dazu?

Adipositas – kein schnell lösbares Problem, sondern eine komplexe Situation, die langfristig aber zu meistern ist.

Die durch die Nahrung aufgenommene Energie wird auf dreierlei Arten genutzt: zum einen als Brennstoff für die den Lebensprozess in Gang haltenden chemischen Prozesse, also die Stoffwechselaktivität, zum anderen als Energiequelle für Körperfunktionen wie etwa die Muskeltätigkeit und schließlich zu einem kleinen Teil als Brennstoff zur Regulierung des Wärmehaushalts im Körper.

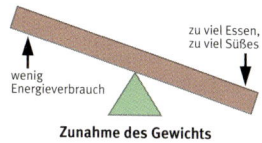

Zunahme des Gewichts

Energieaufnahme ist daher lebenswichtig – leider nehmen aber schon Kinder und Jugendliche zu viel hiervon auf, d. h. ganz konkret, sie nehmen mehr auf als sie verbrauchen. Ihre Energiebilanz (siehe nebenstehende Grafik) ist nicht ausgeglichen. Wenn sich ein Missverhältnis von zugeführter Energie durch Essen und Trinken und verbrauchter Energie durch körperliche Bewegung einstellt, führt das bei vielen zu Übergewicht. Die überschüssige Nahrungsenergie wird vom Organismus in körpereigenes Fett umgewandelt und im Unterhautfettgewebe gespeichert. Aus anfänglich leichten Fetteinlagerungen, die kaum wahrgenommen werden, bilden sich jedoch bei länger anhaltender Überernährung zum Teil sehr deutliche Speckfalten und die sprichwörtlich bekannten „Rettungsringe". Dabei muss Ihr Kind kein ausgesprochener „Vielfraß" sein.

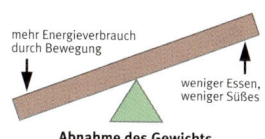

Abnahme des Gewichts

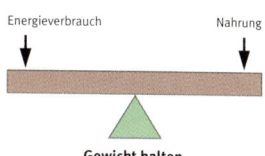

Gewicht halten

Allein schon die Tatsache, dass Ihr Kind über längere Zeit täglich seinem Körper ein paar Kalorien zu viel zuführt, kann schon zu Übergewicht führen.

Obwohl das äußere Erscheinungsbild in Sachen Adipositas ein sicherer Indikator ist, gibt es dennoch unterschiedliche Empfehlungen und Definitionen für die Bewertung von Übergewicht und damit auch von Fettleibigkeit. Die wissenschaftliche Diskussion zur Bewertung und Klassifizierung von Übergewicht ist noch voll im Gange, da Soll- und Übergewicht von sehr vielen individuellen Einflussfaktoren bestimmt werden und entsprechend schwer festzulegen sind.

Diese wissenschaftliche Diskussion muss im Rahmen unseres Ratgebers aber nicht geführt werden, denn in der Praxis, um die es hier vorwiegend geht, gilt das Körpergewicht als Indikator, und das Wiegen ist die praktische und zugleich einfachste Möglichkeit, um das Ausmaß des Übergewichts zu bestimmen. Da das Sollgewicht von der Größe, dem Geschlecht und dem Alter

Bestimmung
des Sollgewichts

abhängt, muss das Körpergewicht in Relation dazu gesetzt werden. Für Kinder und Jugendliche existieren hierfür so genannte Somatogramme („soma" stammt aus dem Griechischen und bedeutet „Körper"). Mit ihrer Hilfe werden in Abhängigkeit von Alter, Geschlecht und Größe entsprechende Normwerte für das Gewicht festgelegt, so dass ein 10-jähriges Mädchen bei einer Größe von 140 cm ein Körpergewicht von 32,5 kg haben sollte. Wenn adipöse Kinder zu uns ins Programm kommen, bringen sie in der Regel 40 Prozent zu viel Gewicht auf die Waage. Das heißt im beschriebenen Fall 45,5 kg Körpergewicht bei der Größe von 140 cm. Oft haben sie schon mehrmals erfolglos abgenommen und den „Jo-Jo-Effekt" mit anfänglicher Gewichtsabnahme und folgender starker Zunahme selbst schmerzhaft erfahren. Mit Blick auf die Eltern, die nicht selten dasselbe Problem herumschleppen wie ihre Kinder, stellt sich fast zwangsläufig die nächste Frage, auf die ich im folgenden Abschnitt entsprechend eingehen möchte.

Ist Übergewicht angeboren?

Es ist zwar richtig, dass übergewichtige Kinder nicht selten auch schwergewichtige Eltern haben. Das muss aber nicht auch für die Kinder ein unabänderliches Schicksal sein. Als solches hatte dies fälschlicherweise auch Nina zunächst so gesehen. Sie sagt: „Zuerst habe ich das Dicksein auch hingenommen wie ein schweres Schicksal, habe nicht dagegen gekämpft, habe weitergegessen ..."

Zu welchem Anteil Fettsucht durch angeborene, vererbte Eigenschaften oder falsches Ernährungsverhalten ausgelöst wird, kann man bis heute noch nicht endgültig erklären. Man nimmt an, dass bereits der Entwicklungsphase vor der Geburt und der ersten Lebensphase des Kindes erhebliche Bedeutung bei der Entstehung von Übergewicht und Fettsucht zukommen. Viele Untersuchungen belegen, dass krankhaftes Übergewicht sich von Generation zu Generation durch die Familien ziehen kann. Man hat übereinstimmend festgestellt, dass stark übergewichtige Kinder meist auch schwergewichtige Eltern haben. Sie kennen sicher auch die eine oder gar mehrere Familien, auf die diese Beobachtung ebenfalls zutrifft.

Nachgewiesen ist auch, dass erbliche Faktoren in der Entwicklungsphase vor der Geburt bereits den Ausschlag für die Anzahl, für die Bildung und für die Anlage der Körperfettzellen geben. Nach der Geburt aber wird die Größe der Fettzellen von der Energieaufnahme und der Energieverwertung in den Organen über die Nahrung bestimmt. Hieraus lässt sich ableiten, dass Kinder, die als Säugling und Kleinkind zu viel und zu fett ernährt werden, Fettzellen ausbilden, die später zwei- bis viermal so groß sind wie bei Gleichaltrigen. Entsprechend können die vergrößerten Fettzellen später auch die zwei- bis vierfache Menge an Körperfett aufnehmen. Aber auch diejenigen, die aufgrund ihrer Erbanlagen mehr Fettzellen als andere haben, können demnach auch mehr Fett einlagern. Beide Faktoren der Übergewichtsentwicklung, sowohl die vererbte als auch die umweltbedingte, können nicht getrennt, sondern müssen zusammen betrachtet werden. Bei der Kombination beider Faktoren kann das Übergewicht folglich sehr massiv sein. Ungefähr jedes vierte Baby (bis zu einem Jahr) nimmt stark an Gewicht zu. Ernährungsfachleute vermuten als Ursachen dafür, dass heute einerseits immer noch viel zu wenige Kinder ausreichend gestillt werden, andererseits werde die Zunahme industriell hergestellter Säuglingsnahrung und damit das zu frühe Zufüttern als maßgebliche Faktoren genannt. Dazu mag man stehen, wie man möchte. Erwiesen ist aber, dass ein Kind, das gestillt wird, nur soviel Flüssigkeit zu sich nimmt, wie es tatsächlich benötigt. Wird einem Baby künstliche Nahrung in der Flasche angeboten, kann es leicht überfüttert werden. Hierdurch ist die Gefahr einer Entstehung von Adipositas in späteren Altersstufen bereits vorprogrammiert. Dies wiederum stützt unsere Auffassung, dass im Kindesalter einsetzende vorbeugende Maßnahmen (Prävention) und die Bekämpfung der Adipositas Erfolg versprechender sind als in späteren Alters-

TIPP

Als Eltern sind Sie auch in Bezug auf das „Diktat der Gene" nicht machtlos. Erbfaktoren üben zwar schon vor der Geburt Einfluss auf die Bildung der Fettzellen aus, aber ihre Größe entsteht erst nach der Geburt über die Energieaufnahme durch die Nahrung. Die Nahrungsaufnahme aber können Sie steuern.

Ungefähr jedes vierte Baby nimmt heute stark an Gewicht zu.

stufe. In der Praxis hat sich gezeigt, dass die Ursachen für kindliches Übergewicht und dessen erfolgreiche Behandlung mit folgenden Aspekten eng verbunden sein können:

- psychosozialer Hintergrund, der die Bedingungen und die Rollenvorgaben innerhalb der Familie und der gesellschaftlichen Strukturen umfasst;
- Bewegungsmangel, der das Ungleichgewicht zwischen erhöhter Energiezufuhr und Energieverbrauch nicht reduziert und dadurch zu einem vermindertem Energieumsatz führt;
- ungünstige Ernährungsgewohnheiten.

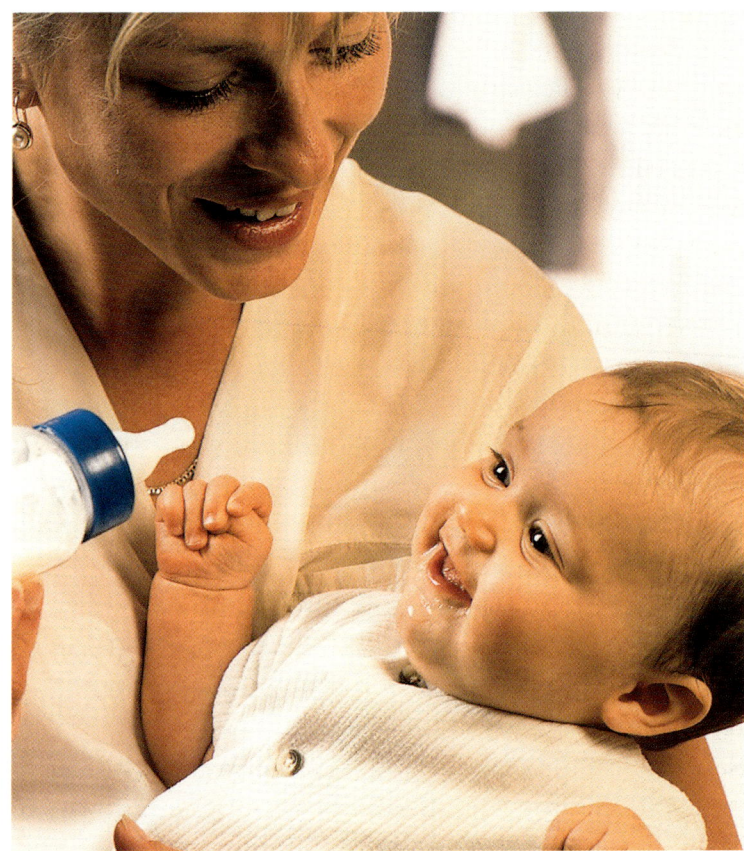

Kinder, die als Säugling und Kleinkind zu üppig und zu fett ernährt werden, bilden vergrößerte Fettzellen aus. Wenn man ihnen aber nicht mehr aufdrängt, als sie haben wollen, ist dies der erste Schritt, Übergewicht zu verhindern.

Warum wir keine „Abnehmkurse" für Kinder und Jugendliche anbieten

An dieser Stelle möchte ich im Vorgriff auf die beschriebenen Therapiemaßnahmen im zweiten Teil dieses Ratgebers ab Seite 45 auf einige Besonderheiten bei der Behandlung adipöser Kinder und Jugendlicher und deren Eltern schon jetzt eingehen. Sie unterscheiden sich von den üblichen „Abnehmkursen für Erwachsene" doch erheblich.

Kinder und Jugendliche, die zu uns kommen, haben nicht selten eine Odyssee hinter sich. Wenn erst einmal die Adipositas als Problem bewusst erkannt ist und ein beträchtlicher Leidensdruck bei dem betroffenen Kind und in der Familie herrscht, wenden sich die Eltern meist mit ihrem Kind an eine Reihe von Ärzten, Ambulanzen oder Kliniken, zu denen sie zum Teil auch weiter überwiesen werden, etwa an Internisten, Psychologen und Rehabilitationskliniken. Viele der zu Beginn durchgeführten medizinischen Untersuchungen sind häufig zu umfangreich. Das eigentliche Problem der Betroffenen, nämlich der Leidensdruck, der aus der psychosozialen Benachteiligung entsteht, wird oft nicht oder nicht rechtzeitig erkannt, so dass es zu einer Verschleppung der Störung kommt. Wo findet schon eine kompetente Beratung, eine sich anschließende Langzeitbehandlung und Betreuung auf der Basis einer interdisziplinären Zusammenarbeit vieler Fachrichtungen, bestehend aus Ärzten, Ernährungsfachleuten, Psychologen und Sporttherapeuten statt? Eine echte Hilfe, wie sie hier in Freiburg angeboten wird, gibt es in dieser umfassenden Art im deutschsprachigen Raum sonst kaum.

Nach den Erfahrungen mit unserem Programm gibt es verschiedene, kritische Phasen für eine verhaltenstherapeutische Maßnahme bei adipösen Kindern und Jugendlichen. Vorschulkinder

> **TIPP**
>
> Der Leidensdruck der Kinder und Eltern darf nicht zu falschen bzw. unzureichenden Therapiemaßnahmen führen. Kinder sind keine Erwachsene, brauchen viel Geduld und Zuwendung, die in unserer Langzeitbehandlung deshalb auch bestimmende Bausteine sind.

Freiburg mit seinem Angebot in der Vorreiterrolle

scheinen für verhaltenstherapeutische Maßnahmen bei hoher Motivation der Eltern besonders zugänglich zu sein. Die Phase der Pubertät, in denen sich die Kinder auch von den Eltern ablösen, ist hingegen eine besonders ungünstige Phase für therapeutische Ansätze. Kinder sind in dieser Phase sehr mit den Veränderungen ihrer „Körperlichkeit" beschäftigt und oft für weitere mühsame Veränderungen, was die Ernährung und die körperliche Aktivität betrifft, „zu". („Kein Bock auf nichts".) Es werden die Werte und Normen der Eltern, generell aller Erwachsenen in Frage gestellt, und die „peer-group" wird wichtiger, d. h. man orientiert sich an Gleichgesinnten. In dieser Gruppe suchen sich die Kinder häufig ein Modell, an dem sie sich orientieren und das zu ihrem Vorbild wird. Günstiger für eine therapeutische Betreuung ist dagegen die Phase nach der Pubertät, wenn eine ausreichende Motivation bei den Betroffenen gegeben ist.

Problematisch ist die Führung von adipösen Jugendlichen beim Übergang ins Erwachsenenalter, da hier die Zuständigkeit des betreuenden Arztes nicht eindeutig ist. Für diese betroffenen Jugendlichen muss die interdisziplinäre Zusammenarbeit ebenfalls noch verbessert werden. Ein solches Netzwerk, bestehend aus niedergelassenen Kinderärzten und Allgemeinärzten, Kliniken, Schulärztlichem Dienst und Beratungsstellen, wurde in Freiburg etabliert und stellt in dieser Form eine interdisziplinäre Pionierarbeit dar, die Modellcharakter hat.

Bei jeder Art therapeutischer Maßnahmen bei adipösen Kindern und Jugendlichen ist besonders wichtig, dass das soziale Umfeld – Eltern, Freunde und Schule – in die Therapie mit einbezogen wird. Der Erfolg einer Therapie hängt von der Teilnahme und Unterstützung der gesamten Familie ab. Das heißt also ganz klar, dass beide Elternteile, also Mutter und Vater, an der Therapie teilnehmen sollten. Nimmt zum Beispiel der Vater an ambulanten Terminen grundsätzlich nicht teil und bekundet damit sein

Während der schwierigen Phase der Pubertät helfen Sie Ihrem Kind mehr durch Geduld als mit Unverständnis und zu großer Strenge.

Besonders wichtig ist, das soziale Umfeld in alle therapeutischen Maßnahmen einzubeziehen

Desinteresse, so ist die Erfolgsaussicht der Therapiemaßnahme für das betroffene Kind schwieriger. Dem Kind muss unbedingt der Rücken gestärkt werden.

Übergewicht bei Kindern darf nicht weiter verharmlost werden, da die Folgeerkrankungen klar belegt sind. Die Adipositas mit ihren vielschichtigen Ursachen und komplexen Zusammenhängen beinhaltet häufig auch ein Suchtverhalten. Dies setzt demnach auch die Kenntnis einiger psychischer Zusammenhänge voraus. Wir wollen uns damit im nächsten Abschnitt befassen.

Das übergewichtige Kind muss in seiner gesamten Persönlichkeit gesehen werden. Das schließt auch medizinische Teilaspekte ein wie z. B. erhöhten Blutdruck, erhöhten Cholesterinspiegel und orthopädische Schäden als Folgen.

Viele Kinder wachsen heute in einer für Spiel- und Bewegungserfahrungen zu anregungsarmen Umwelt auf. Sie leben häufig in Ballungszentren und in nicht kindgemäßen Wohnverhältnissen, die den kindlichen Bewegungsdrang stark einschränken bzw. unterdrücken. Das Spielen auf der Straße, das in früheren Jahren das kindliche Freizeitverhalten prägte, ist dadurch zur Seltenheit geworden.

Hinzu kommen in unserer Zivilisation die ständig wachsende Motorisierung der Alltagswelt und attraktive Medienangebote mit steigender Computer-, Fernseh- und Videonutzung, die die Bewegungsaktivitäten unserer Kinder stark einschränken. Sind vor allem in den ersten Lebensjahren die Möglichkeiten der körperlichen Aktivität und die nötigen Bewegungserfahrungen eingeschränkt, fehlen den Kindern wichtige Anreize. Diese haben zur Folge, dass es zu Bewegungsunsicherheit und motorischen Auffälligkeiten kommen kann. Die ständige Zunahme passiver Unterhaltung anstelle aktiver Freizeitbeschäftigung führt ebenfalls zu einem geringen Energieverbrauch, der seinerseits ganz schnell in eine behandlungsbedürftige Adipositas

Zivilisationsbedingte Einschränkungen der Bewegungsaktivitäten

> **TIPP**
>
> Es kann gar nicht häufig genug betont werden, dass grundsätzlich allen vorbeugenden, d. h. präventiven und therapeutischen Bemühungen bei der Adipositas im Kindes- und Jugendalter in Zukunft erheblich mehr Aufmerksamkeit geschenkt werden muss.

Mangelnde Bewegung, eine der Hauptursachen für Ungleichgewicht in der Energiebilanz und damit für Übergewicht

münden kann. Neuere Studien gehen davon aus, dass sich Kinder heute nur noch eine Stunde am Tag bewegen, während die im Sitzen verbrachten Stunden den restlichen Tag prägen. Da die Bewegung also viel zu kurz kommt, herrscht hier ein deutliches Ungleichgewicht.

Ess-Sucht – hinter jeder Sucht steht auch eine Sehnsucht

Falsche Vorstellungen über ererbte Veranlagungen, die Eltern an ihre Kinder weitergeben und diese wieder an ihre Nachkommen usw. und die wie ein unabänderliches Schicksal empfunden werden, sind häufig Auslöser für Adipositas und Ess-Sucht.

Obwohl immer wieder die „Drüsen" für das bestehende Übergewicht als Ursache genannt werden, trifft dies nur in den seltensten Fällen zu. Dies kann in vielen Routineuntersuchungen bei fettleibigen Menschen widerlegt werden. Dennoch beruft sich häufig die ganze Familie auf eine Störung der Drüsenfunktion auf Grund einer ererbten Veranlagung und redet dies auch wie ein unabänderliches Schicksal ihren Kindern ein. Hinter dieser Vorstellung als Schutzfunktion verbergen sich oft psychische Ursachen, die wiederum zur „Ess-Sucht" führen können. Manche Kinder werden so erzogen, dass sie eher den Bedürfnissen und Wünschen ihrer Eltern entsprechen als ihren eigenen. Sie passen sich an und lassen sich „vollstopfen", um Konflikte zu vermeiden. Oft erstreckt sich die elterliche Kontrolle auf sämtliche Bereiche ihres Lebens – außer auf ihre Ernährung. Essen dient dann als Mittel, die elterliche Kontrolle abzuwehren und sich gegen das Bild von der perfekten Tochter oder dem perfekten Sohn zu wenden. – Schlank, schön, leistungsfähig, ein Kompliment an die Eltern – wird durch übermäßiges Essen unmöglich gemacht.

So ist es auch kein Zufall, dass viele Ess-Störungen bereits im Kindes- und Jugendalter eintreten. In dieser Zeit werden Kinder sich des Bedürfnisses bewusst, ein eigenständiger Mensch zu sein, unabhängig von ihren Eltern. Sie beginnen sich nach Möglichkeiten umzusehen, deutlichere Grenzen zwischen sich und anderen zu ziehen. Essgewohnheiten gehören zu den primären und wichtigen Verhaltensweisen, über die Kinder sich „definieren". Eltern, die zu streng auf die Ernährungsweise ihrer Kinder reagieren, bestimmte Nahrungsmittel verbieten und andere aufzwingen, bereiten den Boden für eine daraus folgende Gegenreaktion.

Während die Mutter vorbildlich Vollkornbrot mit magerem Käse isst, bevorzugt das Kind ein dick mit Butter und Nugatcreme bestrichenes Weißmehlbrötchen. Merkwürdige Essgewohnheiten können sich daraufhin entwickeln und ein Ausdruck für folgende Haltung sein: „Dieses Essen ist meine Idee und das lasse ich mir auch nicht wegnehmen."

Das Gefühl, bis zu einem gewissen Grad Macht über unser eigenes Leben zu haben, ist ganz entscheidend. Ein sehr großes Problem für Kinder, die von ihren Eltern zu sehr beschützt werden, ist der spürbare Mangel an Selbstbestimmung. In Familien, in denen Kinder überbehütet sind, werden die Regeln nicht so leicht geändert und neuen, der wachsenden Reife der Kinder entsprechenden Bedürfnissen angepasst.

In Familien mit übertriebenem Schutzverhalten und starren Regeln können die Kinder bei heimlichen Fressgelagen Zuflucht nehmen, wenn die Kontrolle unerträglich wird. Eine „Ess-Sucht" kann umgekehrt ebenso entstehen, wenn Kinder durch die Eltern nicht die erforderliche Zuneigung und Geborgenheit erfahren. In ihrer „Ess-Sucht" spiegelt sich dann eine unerfüllte Sehnsucht nach Liebe, Sicherheit, Vertrauen und Anerkennung. Essen bzw. unmäßiges Essen wird dann für Kinder zum Ersatz, mit dem sie sich selbst Zuwendung geben.

Innerhalb vieler „Abnehmkurse" wird festgestellt, dass übergewichtige Patienten bei Stress oder sonstigen körperlichen und seelischen Anspannungen zu viel oder „anders" essen. Das trifft auch auf Fälle zu, in denen Kinder und Jugendliche durch

Eltern haben stets Vorbildfunktion. Sie sollten weder zu nachgiebig noch zu streng sein. Auch in Bezug auf Essgewohnheiten liegt das richtige Maß in der goldenen Mitte, verbunden mit verständnisvollem und konsequentem Verhalten.

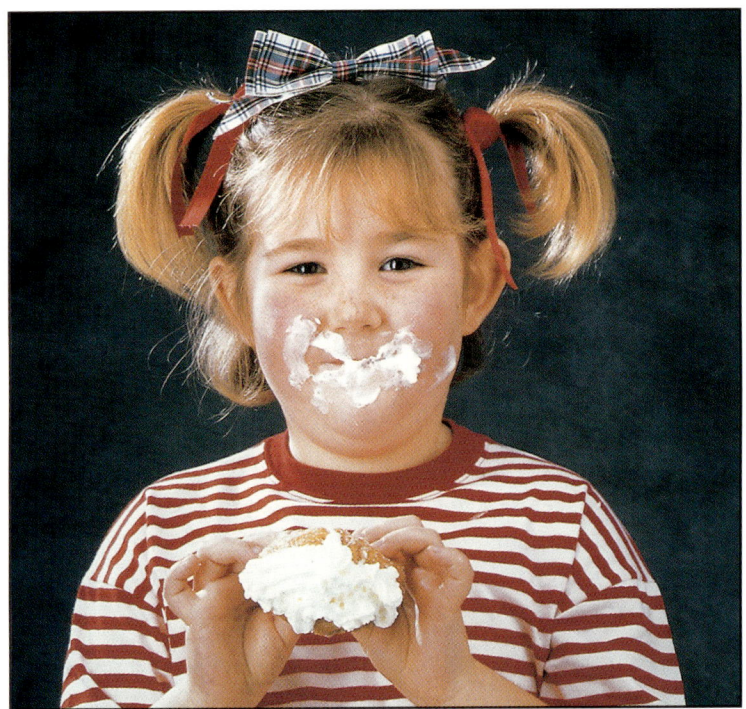

Jedes vierte Kind ist heute zu dick, eine der Hauptursachen: die „süße Sucht". Die Kinder sollen abnehmen – aber wie? Wenn Eltern damit zu große Probleme haben, sollten sie frühestmöglich professionelle Hilfe in Anspruch nehmen.

Nina: „Langeweile, Ärger, Frust, Hass. Alles, alles, was nicht positiv war, also alle negativen Gefühle waren wohl der Anlass. Vor allem auch aus Langeweile hab' ich gegessen und gegessen und gegessen ..."

Ehestreit und Scheidung eine persönliche Krise erleiden, vor einer schwierigen Prüfung stehen oder umziehen müssen und dadurch Freunde verlieren, die für sie sehr wichtig sind. Im Normalfall wird sich bei Kindern das Verlangen nach Nahrung dann wieder normalisieren, wenn die Krise oder die Schwierigkeiten behoben sind. Für viele Kinder sind die Konflikte innerhalb der Familie nicht oder nur schwer zu verarbeiten. So kann sich eine behandlungsbedürftige „Ess-Sucht" entwickeln, die viel Zeit für Therapie in Anspruch nimmt.

Auch die Langeweile ist oft verführerisch in puncto Essen! In einer psychologischen Untersuchung in Heidelberg wurde festgestellt, dass etwa die Hälfte der befragten Kinder bei Sorgen oder Niedergeschlagenheit mehr als gewöhnlich essen; 37 Prozent der Befragten sagten aus, dass sie dann mehr essen, wenn sie allein sind. Das Essen, so scheint es, wird von vielen als Ersatz und als Möglichkeit der Selbstbelohnung angesehen. Das alles kann dann noch komplizierter werden, wenn die Fettleibigkeit psychische Probleme mit sich bringt, zum Beispiel bei dicken Kindern, die sich dann oft als Ausgestoßene und als Zielscheibe des Spotts fühlen. Hier muss eine psychologische Hilfe häufig in Anspruch genommen werden.

Ein bereits beim Säugling ausgeprägtes Lustgefühl konzentriert sich in erster Linie auf die Mundschleimhaut. Bezeichnenderweise äußern sich die ersten psychisch bedingten Körpersymptome im Bereich der Nahrungsaufnahme durch den Mund. Das übermäßige Zunehmen eines Kindes ist ein Symptom, dessen Entstehung sehr häufig in diese frühe Zeit der so genannten „oralen Phase" zurückreicht. Neben dieser Erklärung sind auch aktuelle Verursacher zu nennen, die sich aus dem sozialen Umfeld entwickeln. Dies können Verlust einer engen Bezugsperson, Krankheit oder aber auch Veränderungen des Freundeskreises der Kinder durch einen Umzug oder Schulwechsel sein.

Wie schon an anderer Stelle ausgeführt, gibt es ganz konkrete äußere Gründe für die allseits beklagte „süße Sucht" und die Zunahme erziehungsbedingter Überernährung. Zum einen gibt es ein Riesenangebot auf dem Markt, durch das schon die Säuglinge mit Hilfe gesüßter Babybreis und Kindertees auf die beklagte „süße Sucht" regelrecht programmiert werden. Es gibt aber auch Ernährungsberater, die immer wieder neue Diätpläne ersinnen und publizieren und damit Mütter mit minutiös ausgearbeiteten Ernährungsplänen eher fehlleiten und verunsichern. Damit wird eine Fehlentwicklung innerhalb der kindgerechten Ernährung eingeleitet, nämlich die sture Orientierung an Tabellen und nicht an den Bedürfnissen des Kindes und seiner Entwicklung.

Jedes Abweichen von der vorgeschriebenen Durchschnittsnorm führt wiederum zu Besorgnis und Schuldgefühlen. In dieser

Auf die ersten Lebensjahre kommt es an

Ganz konkrete äußere Gründe für die „süße Sucht" sowie Zunahme erziehungsbedingter Überernährung

Verunsicherung kann es dann zu Machtkämpfen zwischen Kindern und Erwachsenen kommen, die der Nahrungsaufnahme eine andere Bedeutung geben. Essen und Trinken dienen nicht nur der Nahrungsaufnahme, sondern es werden andere Bedürfnisse befriedigt. Stress, Ärger oder Langeweile werden durch Essen bekämpft.

Eltern, die die Bedürfnisse ihres Kindes nicht richtig erkennen, reagieren auf jede Unlustreaktion schon des Säuglings, später ihrer Kinder, indem sie ihnen etwas zu essen anbieten. Wer kennt nicht die Mutter, die ihrem quengelnden Kleinkind immer wieder einen Keks gibt, damit es endlich ruhig ist bzw. „ruhig" bleibt. Damit schaffen Sie eine verhängnisvolle Fehlhaltung: Hunger wird für das Kind identisch mit jeglichem Unbehagen. Alle Spannungen, alle Situationen, die für das Kind schwer zu ertragen sind, z. B. allein zu sein oder Ärger mit dem besten Freund zu haben, werden scheinbar durch Essen entschärft, und so führen Frustrationen und Kränkungen immer wieder zu Phasen verstärkter Nahrungsaufnahme.

Viele dicke Kinder leiden unter ihrem gestörten Selbstwertgefühl und Selbsthass. Sie spüren, dass sie mit ihrer Leibesfülle gegen die gesellschaftlich vorgegebene Norm Amok laufen, die den schlanken Körper verherrlicht und das Dicksein als Charakterschwäche abqualifiziert. Dicke werden in unserer Gesellschaft als hässlich, faul und zügellos verurteilt. Sie werden verachtet und ausgelacht.

Durch gewaltsame Diätkuren mit völlig unrealistischen Zielen werden oft nur die letzten Reste von Selbstbewusstsein zerstört. Nach Auffassung der Psychoanalyse hat die Fetthülle des dicken Kindes häufig ihren tiefen Sinn darin, Ängste vor Leere, Einsamkeit und Hilflosigkeit zu bannen und zu bewältigen. Man kann dem Kind Kilos jedoch nicht einfach wegnehmen, ohne es zu stärken und immer wieder zu stützen.

Wenn das Baby schreit, ist meist die Flasche nicht weit. So entsteht nicht selten die frühkindliche Prägung, Unbehagen mit Essen beseitigen zu können

TIPP

Setzen Sie auf keinen Fall Ihr Kind gewaltsamen Diätkuren aus. Diese bringen nichts und zerstören nur das Selbstbewusstsein Ihres Kindes restlos.

Deshalb hat eine Diät ohne jede begleitende Hilfe manchmal eine bedrohliche Situation für das Kind zur Folge. Man nimmt ihm seinen Schutzpanzer aus Fett, ohne gleichzeitig einen Schutz durch die Vermittlung von „Ich-Stärke" aufzubauen. Vor allem die zeitlich begrenzte Auseinandersetzung mit der Ernährung und den Hintergründen lässt keine stabilen Veränderungen der Ernährungsgewohnheiten erwarten. So wird versucht, Zustände von Spannung und Ängsten wie zuvor durch „falsches Essen" zu bewältigen.

Dem gegenüber steht die allmähliche Ernährungsumstellung, mit dem Ergebnis, dass die Ernährungsgewohnheiten langfristig beibehalten werden können. Wichtig dabei ist die Therapie der kleinen Schritte. Die anfänglichen ganz kleinen Veränderungen zeigen dem Kind, dass es mit seinem Willen vieles erreichen kann. Das schwache Selbstbewusstsein des dicken Kindes kann durch kleine „Erfolge", die alle in der Familie sehen, enorm gestärkt werden, und die Orientierung am Misserfolg ist Vergangenheit. Eltern fällt es oft schwer, die Geduld für Kinder aufzubringen, die allzu schnell zum Essen greifen. Wer das bei sich bemerkt, steht am Anfang des Weges, der aus dem Labyrinth führen kann. Mit anderen Eltern darüber zu reden oder – wenn man nicht weiterkommt – das Gespräch mit Fachleuten zu suchen, sind Möglichkeiten, die weiterhelfen. Häufig ist Hilfe von außen das einzige Mittel der Wahl.

Folgende Empfehlungen zeigen einige Ansatzpunkte für eine vertrauensvolle Eltern-Kind-Beziehung:

> **TIPP**
>
> Der Vorbildfunktion der Eltern kommt eine wichtige Bedeutung zu, die gar nicht oft genug betont werden kann. Der große Pädagoge Johann Heinrich Pestalozzi sagte einmal, Erziehung sei nichts anderes als Vorbild und Liebe. Einen kürzeren und dennoch treffsichereren Rat kann man Eltern auch in unserer Zeit nicht geben, wenn es um eine auf Vertrauen gegründete Eltern-Kind-Beziehung geht.

Empfehlungen für eine vertrauensvolle Eltern-Kind-Beziehung

- Interessieren Sie sich ohne Aufdringlichkeit und Einmischung für die Sorgen und Belange Ihres Kindes.
- Hören Sie Ihrem Kind zu ohne nebenbei Zeitung zu lesen, in den Fernseher zu starren, gelangweilt zu gähnen oder einfach das Thema zu wechseln. Nehmen Sie die kleinen und

großen Sorgen Ihres Kindes so ernst, als würden sie Sie selbst betreffen.

Vertrauenswürdig sein

- Erweisen Sie sich als vertrauenswürdig. Nehmen Sie zum Beispiel Ihrem Kind die Angst, sein Ihnen entgegengebrachtes Vertrauen könnte missbraucht und enttäuscht werden. Nutzen Sie Schwächen oder Fehlverhalten Ihres Kindes nicht als Druckmittel aus.

Dem Kind ein wirklicher Partner sein

- Verzichten Sie auf Zurechtweisungen in Anwesenheit Dritter. Versuchen Sie lieber, aus dem autoritären Erziehungsstil auszubrechen und Ihrem Kind ein wirklicher Partner und ein echtes Vorbild zu sein.

Als eigenständige Persönlichkeit behandeln

- Behandeln Sie Ihr Kind unabhängig von seinem Lebensalter als eine eigenständige, vollwertige Persönlichkeit. Trauen Sie ihm etwas zu, so dass es lernt, selbst Verantwortung zu tragen.

Vertrauen schenken

- Vertrauen Sie Ihrem Kind, selbst dann, wenn es Sie einmal anlügt. Nur durch ständig neu entgegengebrachtes Vertrauen erfährt das Kind Sicherheit – eine Grundvoraussetzung, um anderen Vertrauen entgegenzubringen, um die Festigkeit zu finden, deren es zur Formung eines gradlinigen, ehrlichen Lebensstils bedarf.

Offenheit praktizieren

- Treten Sie Ihrem Kind von frühester Kindheit an mit absoluter Offenheit gegenüber. Selbst Kleinkinder spüren jede Unaufrichtigkeit. Zeigen Sie Ihre wahren Gefühle, seien Sie so, wie Sie sind: ein fehlbarer, begrenzter Mensch mit Höhen und Tiefen, mit Bedürfnissen und Wünschen, mit Sehnsüchten, Hoffnungen und Enttäuschungen.

Überbehütung und perfekten „Versorgungsservice" vermeiden

- Verzichten Sie auf Dankbarkeitshuldigungen und Liebesbezeugungen Ihres Kindes. Betrachten Sie Ihre Liebe und Leistungen als uneigennützige Geschenke. Versuchen Sie nicht, die Zuwendung und Anerkennung Ihres Kindes zu „erkaufen"; machen Sie Ihr Kind nicht von sich abhängig, vermeiden Sie Überbehütung und perfekten „Versorgungsservice"; sondern fordern Sie Ihr Kind – zum Beispiel beim gemeinsamen Sport.

- Sagen Sie auch einmal nein, aber erklären Sie ehrlich Ihre Entscheidung. Nehmen Sie Ihr Kind mit in die Verantwortung, etwa durch Offenlegung der elterlichen Finanzen; es kann und darf nicht jeder Kindeswunsch erfüllt werden. Erziehen Sie Ihr Kind dazu, richtig mit Geld umzugehen.

Entscheidung erklären, Kind in Verantwortung einbeziehen

- Vermeiden Sie, mit zweierlei Maß zu messen, mit doppelter Moral zu leben, um glaubwürdig zu bleiben (ein Vater, der zum Beispiel abends fünf Biere trinkt und dazu übermäßig viel isst, muss sich nicht wundern, wenn seine Kinder seine Warnungen vor den gesundheitlichen Schäden des Alkoholkonsums und des Übergewichts nicht ernst nehmen).

Vorbild sein, zweierlei Maß vermeiden

Zur Realisierung eines auf Ehrlichkeit aufgebauten Mit- und Füreinanders zwischen Eltern und Kindern spielt demnach die Vorbildfunktion der Eltern eine Schlüsselrolle. Mittelfristiges Präventionsziel sollte es sein, durch die eigene Bewusstseins- und Verhaltensänderung ein gesundes, lebensfrohes Familienklima zu schaffen: eine Atmosphäre, in der Essen und Trinken dazugehören und nicht zur Überbrückung von zwischenmenschlicher Sprachlosigkeit, Langeweile, Phantasielosigkeit oder aus gesellschaftlichen Zwängen missbraucht werden. Bereits durch einige Verhaltenskorrekturen können Sie als Eltern das Familienklima positiv verändern, indem Sie

TIPP

In einem ersten Schritt sollten Eltern versuchen, ihre Gewohnheiten, Schwächen und eingeschliffenen Rituale im Essverhalten zu erkennen, offen dazu zu stehen und konsequent dieses Verhalten zu ändern.

- nichts verbieten, was Sie nicht selbst einzuhalten bemüht sind, und sich denselben Regeln unterwerfen, die auch für Ihre Kinder gelten;

Vorschläge zur Änderung des Verhaltens

- offen in Ihrer Familie über Ihre Konsumgewohnheiten und Schwächen und den Wunsch sprechen, mit einer bestimmten Menge auszukommem, Maß zu halten. Sie können Ihre Kinder bitten, Sie gegebenenfalls zu kontrollieren und an Ihr Ziel zu erinnern; Eltern zeigen damit, wie ernst es ihnen mit einem gesunden Leben ist; ihre Glaubwürdigkeit steigt;

Unehrlichkeit vermeiden

- Unehrlichkeit vermeiden, zum Beispiel zu Hause mit dem Rauchen aufzuhören, aber im Betrieb oder sonst heimlich zu rauchen; Kinder bekommen das rasch heraus; schlimmer ist der Vertrauensbruch, der die ganze Eltern-Kind-Beziehung verunsichern kann;

Schwierigkeiten bewältigen statt in übermäßiges Essen flüchten

- bei Problemen zeigen, dass es nicht nötig ist, sich in unmäßiges Essen zu flüchten, sondern sich den Schwierigkeiten stellen und sie zu bewältigen versuchen. Eltern sollten signalisieren, dass man an Schwierigkeiten wachsen, durch Erfahrungen lernen und somit im Leben weiterkommen kann.

Damit kann das Selbstvertrauen und die Selbständigkeit der Kinder entscheidend gefördert werden und die eigenständige Persönlichkeit reifen, die mit dem Essen und den Hintergründen für Ess-Störungen umgehen kann.

„Gehwegpanzer, dicke Qualle!"

Hänseleien machen Kindern das Leben oft zur Hölle.

Kinder, die im Kampf gegen die üppigen Pfunde unterliegen, stehen als Verlierer da und sehen sich solchen oder anderen Hänseleien wie „Fettkloß", „lahme Ente", „Elefantenbaby", „Plumpsack", um nur einige weitere von vielen anderen zu nennen, ausgesetzt, unter denen sie leiden. Ihr Leid ist groß und wächst mit der Unbarmherzigkeit ihrer Altersgenossen, denn wir wissen, dass Kinder grausam sein können und kein Blatt vor den Mund nehmen, wenn sie sehen, dass die Dicken nur unbeholfen schleichen oder plumpsen statt zu flitzen oder zu springen. Was einst bei kleinen Kindern mit „Wonneproppen" oder „Pummelchen" verniedlicht, verharmlost oder gar völlig verkannt wurde, ist nun für Eltern und vor allem die Kinder selbst zu einem überdeutlich sichtbaren Problem geworden. Im Gegensatz zu vielen anderen Erkrankungen und Störungen ist die Adipositas ein auch optisch stets wahrnehmbares Merkmal, das sich weder verstecken noch verheimlichen lässt. Es genügt der einfache Blick, die so genannte Blickdiagnose, um das Ausmaß der „Ess-Sucht" der davon betroffenen Kinder und Jugendlichen schnell zu erkennen und sie zur Zielscheibe des Spotts werden zu lassen.

Viele dicke Kinder werden deshalb auf dem Schulhof gehänselt, auf der Straße verhöhnt, im Elternhaus nicht selten zusätzlich unter Druck gesetzt und als Versager abgestempelt. Auf die Idee, dass sie auch wertvolle Menschen mit guten Eigenschaften sein könnten, kommt – abgesehen von wenigen Freunden und ein paar aufgeklärten Eltern – niemand. Als Folge stopfen solche Kinder und Jugendliche auch heimlich immer mehr in sich hinein, da sie sich schämen, beim gemeinsamen Essen beobachtet zu werden. Oder sie trauen sich nicht ins Schwimmbad, da sie zum Baden oder Schwimmen die Kleidung ablegen müssen und dann erst recht sichtbar wird, worunter sie ohnehin schon sehr leiden. In den Sportstunden stehen sie als Außenseiter am Rand, denn wer in unserer Gesellschaft nicht mithalten kann, wird schon als Kind von den anderen gnadenlos zur Seite geschoben. Die verletzte Kinderseele findet kein Verständnis und zieht sich zurück in ein Schneckenhaus. Die Passivität wird so zementiert.

Auch Nina, die dieses Buch als Betroffene angeregt hat, hat das schmerzhaft erfahren, als sie mit 14 Jahren noch knapp zwei Zentner wog. Sie hatte Mühe, Freunde zu finden, weil sie glaubte, dass niemand mit einer Dicken befreundet sein will. Sie traute sich nicht, auf dem Schulhof in der großen Pause etwas Essbares zu kaufen, weil Mitschüler dann dumme und hämische Sprüche losließen. Nach jeder Turnstunde machte sie heimlich drei Kreuze, wagte kaum in den Spiegel und schon gar nicht ins Fotoalbum zu sehen. Heute weiß Nina, dass Resignation ein schlechter Ratgeber ist und bis zum völligen Verlust des Selbstwertgefühls führen kann.

Dicke Kinder und Jugendliche werden zur Zielscheibe des Spotts und zugleich in eine Außenseiterrolle gedrängt.

Auch Nina hat schmerzhaft erfahren, was es für ein 14-jähriges Mädchen bedeutet, knapp zwei Zentner mit sich herumzuschleppen.

Der Verlust des Selbstwertes

Wer die Selbstachtung verliert, sieht sich außerstande, Selbstwertgefühl aufzubauen. Er/sie gerät mehr und mehr in einen Teufelskreis ...

Es liegt auf der Hand: Missachtete, verspottete Kinder und Jugendliche verhalten sich nicht anders als Erwachsene, verlieren aber noch schneller die Selbstachtung. Sie sehen sich außerstande, Selbstwertgefühl aufzubauen, denn es ist eine längst bekannte Tatsache, dass Kinder und Jugendliche die sie ablehnende Umwelt besonders feinfühlig und sensibel wahrnehmen. Sie fertigen sich von sich selbst ein Bild, das vermehrt das Gefühl von Unterlegenheit und Minderwertigkeit vermittelt. Das Unvermögen, viele Dinge genauso gut wie andere zu können, zum Beispiel schlechtere Koordination beim Spielen oder Tolpatschigkeit, steht hier ebenso im Vordergrund wie die Empfindung der eigenen körperlichen Unattraktivität.

In aller Regel kommen zum Gefühl von Unterlegenheit und Minderwertigkeit, die den Verlust des Selbstwertes verursachen, Schuldgefühle hinzu, denn das sie verspottende Umfeld suggeriert adipösen Kindern, dass sie an ihrem Dicksein selbst schuld sind. Dies wiederum führt dazu, dass die so abgestempelten Kinder sich noch mehr schämen, und im Lauf des lange bestehenden Übergewichts Verachtung und Hass auf sich und ihren Körper entwickeln.

Eine gesunde Entwicklung muss aber in völlig anderer Richtung verlaufen. Schon Alfred Adler, der Begründer der Individualpsychologie, hatte erkannt, dass das Minderwertigkeitsgefühl das wichtigste Gefühl ist, mit dem sich Menschen auseinandersetzen und gegensteuern müssen. So erleben alle Kinder, dass sie klein, hilflos, abhängig sind und zunächst unzureichende Fähigkeiten besitzen. Diese Gefühle sind schwer zu ertragen. Deshalb ist es ein Zeichen gesunder Entwicklung, wenn Kinder durch das Erlernen neuer Fertigkeiten versuchen, ihre Minderwertigkeit zu überwinden. Ein einfaches Beispiel veranschaulicht dies:

TIPP

Kinder müssen frühzeitig lernen, ihre Minderwertigkeit zu überwinden.

Wenn ein kleines Kind zu krabbeln beginnt und sich von den Eltern fortbewegt, entwickelt es damit seine körperlichen Fähigkeiten und gewinnt eine gewisse Unabhängigkeit. Durch seine neuerworbenen Fähigkeiten lernt das Kind gleichzeitig, selbstgesteckte Ziele zu erreichen. Dies alles und die weitere Entwicklung resultieren aus dem natürlichen Drang, die eigene Persönlichkeit zu sichern und zu stabilisieren. Damit Kinder ein stabiles Selbstwertgefühl erlangen, brauchen sie aber auch die Unterstützung und Ermutigung aus ihrem unmittelbaren Umfeld, in erster Linie von ihren Eltern.

Bleibt diese Unterstützung und Ermutigung aus und kommen Hohn und Spott von den Altersgenossen noch dazu, fühlen sich solche Kinder völlig missachtet und sind entmutigt. Entmutigte Kinder und Jugendliche aber stehen häufig unter einem zu großen Leidensdruck und sind unglücklich.

Die Bedeutung psychischer Faktoren für krankhaft-unkontrolliertes Essen erklärt sich aus der Tatsache, dass das Essen eine zentrale Rolle im Gefühlsleben spielt. Wie wir im Abschnitt über das Stillen Seite 19 gesehen haben, erfährt der Säugling die erste Linderung einer gewissen Unbehaglichkeit beim Füttern, was wiederum den Schluss nahe legt, dass schon in der frühkindlichen Entwicklung die Befriedigung des Hungers zutiefst mit dem Gefühl von Wohlbefinden und Sicherheit verbunden ist. Für das Kind ist Gefüttertwerden gleichbedeutend mit Geliebtwerden. Mit der „Fütterung" erfährt es normalerweise mütterliche Zuwendung und Liebe. Daraus erklärt sich auch, dass eine frühe Störung der Mutter-Kind-Beziehung Folgen auch im Hinblick auf das Nahrungsverhalten haben kann.

So beschrieb H. Bruch aufgrund von Beobachtungen bei über 200 adipösen Kindern im Alter von zwei bis dreizehn Jahren eine Atmosphäre der emotionalen Unsicherheit, in der diese Kinder aufwuchsen. Viele dieser Mütter benutzten ihre Kinder zur Erfüllung eigener unbewusster emotionaler Bedürfnisse.

Kinder brauchen für die Entwicklung eines stabilen Selbstwertgefühls in erster Linie die Unterstützung und Ermutigung durch ihre Eltern.

Folgen im Nahrungsverhalten durch frühe Störung der Mutter-Kind-Beziehung

Überbeschütztsein der Kinder unterdrückt altersgemäße Handlungs- und Willensantriebe.

Als besonders kennzeichnend sah Bruch ein überbeschützendes Verhalten der Mütter gegenüber ihren Kindern an: Sie versuchten sie in einer infantilen Abhängigkeit zu halten und altersgemäße spontane Handlungs- und Willensantriebe zu unterdrücken. Ähnliche Beobachtungen machten auch andere Forscher. Sie fanden häufig eine überorganisierte Familienstruktur vor, deren Hauptmerkmal eine Einschränkung der individuellen Entfaltung des Kindes und einer altersgemäßen Selbstständigkeitsentwicklung durch übermäßige Bindung an die Eltern – in erster Linie an die dominierende und verwöhnende Mutter – war.

Die Mutter eines adipösen Kindes erlebt häufig das Wachstum und die damit verbundene biologische Reifung des Kindes als Bedrohung ihres „Mutterseins". Sie versucht in zunehmendem Maß, das Kind vor vermeintlichen Gefahren durch eine sich immer mehr verstärkende Abhängigkeit zu schützen.

Schuldgefühle führen nicht selten zu übertriebenen Schutzfunktionen. Versäumtes kompensieren Eltern dann damit, dass sie Kinder übermäßig mit Süßigkeiten und materiellen Dingen verwöhnen.

Das übersorgte Verwöhnen und Überfüttern entspricht häufig unbewussten Schuldgefühlen der Mutter, die ihre eigene Haltung dem Kind gegenüber schuldhaft erlebt. Eine übertriebene Schutzfunktion liegt bei jenen Müttern vor, die nur wenig Zeit für ihre Kinder haben und das Versäumte nachholen wollen, indem sie ihre Kinder übermäßig durch Süßigkeiten oder andere materielle Dinge verwöhnen. Manchen Müttern fehlt ein differenziertes Vermögen, die eigentlichen emotionalen Bedürfnisse ihrer Kinder zu registrieren, zum Beispiel der Wunsch in den Arm genommen zu werden oder Zeit für einander zu haben, sich gegenseitig zuzuhören. Sie reagieren deshalb wahllos mit der Verabreichung von Nahrung, ohne sich Gedanken über eine andere Art der Zuwendung zu machen.

Eine Verwöhnung durch übermäßiges Essen bei labilem Familiengefüge und mangelnder echter Geborgenheit scheint häufig typisch für die Kindheitsentwicklung Adipöser zu sein. Dies beschreiben und belegen auch mit Fallbeispielen psychologische Untersuchungen. Eine Atmosphäre behaglicher und Sicherheit spendender Geborgenheit durch die Bezugspersonen ist aber wiederum Voraussetzung für die Entwicklung eines autonomen „Ich" beim Kind und für die Fähigkeit des Kindes, ein positives Selbstwertgefühl zu entwickeln. Dadurch wird es in die Lage versetzt, echte Daseinsfreude zu empfinden, sein Leben aktiv zu gestalten und selbständig planend in die Hand zu nehmen und in die Zukunft hin zu entwerfen.

Geborgenheit – wichtige Voraussetzung für frühkindliche Entwicklung

Neben diesen psychoanalytischen Hintergründen von Ess-Störungen gibt es einige andere Ansätze der Behandlung, ausgehend von der im Moment bestehenden familiären Situation und den Möglichkeiten, die Eltern und Kinder gemeinsam haben, um Gewohnheiten zu verändern.

So ist ein wichtiger Aspekt die Verhaltenstherapie, die versucht, das positive Verhalten zu stärken und Kinder und Eltern über das „Lob" lernen lässt, dass ihr Verhalten zum Erreichen ihrer Ziele geeignet ist. Weitere Verstärkung des Handelns gibt es über Lernen am Vorbild, hervoragend wenn es ein Freund oder altersentsprechendes Vorbild ist.

Eltern können beispielsweise das Selbstvertrauen und das Selbstwertgefühl ihrer Kinder fördern, indem sie

Selbstvertrauen und Selbstwertgefühl fördern

- ihre Kinder aufrichtig, bedingungslos, aber nicht übertrieben bzw. überbesorgt lieben;
- ihre Kinder achten und ehrlich zu ihnen sind;
- die Meinung ihrer Kinder ernst nehmen, nicht gönnerhaft oder überheblich wirken; mit Lob und Anerkennung erziehen, statt mit Liebesentzug, Herabsetzung oder Demütigung;

Kinder achten und ihre Meinung ernst nehmen

- ihren Kindern ihre wahren Gefühle zeigen, also auch kritisieren und tadeln, eigene Bedürfnisse durchsetzen oder Konsumwünsche beschränken, ohne jedoch den Kindern dabei Niederlagen zuzufügen;

Kindern wahre Gefühle zeigen

- ertragen können, dass ihre Kinder ihnen mitunter sogar überlegen oder konsequenter sind: Kinder sollen ruhig auf einigen Gebieten Fachmann der Familie sein;

Überlegenheit von Kindern in bestimmten Dingen akzeptieren

Kinder fordern, aber nicht überfordern

- Kindern die benötigte Entwicklungszeit lassen, sie fordern, jedoch nicht überfordern und Leistung nicht zum Lebenszweck erklären;
- ihren Kindern etwas zutrauen und anvertrauen, sie Risiken eingehen lassen;
- ihre Kinder von Geburt an als eigenständige Persönlichkeiten anerkennen und behandeln;
- ihren Kindern nicht stets ihren Willen (direkt oder indirekt) aufdrängen, sondern sie in ihren Entfaltungsmöglichkeiten fördern und ermuntern;
- den Arbeiten ihrer Kinder innerhalb der familiären Aufgabenverteilung einen angemessenen Stellenwert zukommen lassen;

Kinder an der Mitgestaltung des Häuslichen teilhaben lassen

- ihre Kinder die Wohnung, den Urlaub usw. mitgestalten lassen;
- bei privaten, schulischen oder beruflichen Misserfolgen ihrer Kinder nicht gleich eingreifen, sondern sie selbst einen Neuanfang, eine Lösung finden lassen, denn häufig führt auch ein Misserfolg zu einem Lernprozess;
- Kinder unterstützen, Kontakte zu anderen Menschen aufzubauen und Freundschaften zu schließen, die sie fröhlich und selbständig werden lassen;

Kindern das Verständnis nicht versagen, auch wenn sie andere Lebenseinstellungen als ihre Eltern haben

- auch Lebenseinstellungen ihrer Kinder akzeptieren, die ihnen gegen den Strich gehen;
- ihre Kinder nicht als Besitz, sondern als freie, gleichwertige Persönlichkeiten betrachten, die nicht auf Knopfdruck zur Verfügung stehen;
- ihre Kinder zu lebensbejahenden Menschen erziehen, statt die eigenen Lebensenttäuschungen und Unzulänglichkeiten in den Mittelpunkt zu stellen, was für Kinder eine starke Belastung sein kann;
- ihre eigenen Minderwertigkeitsgefühle nicht auf ihre Kinder übertragen, sondern sie aufarbeiten, statt sich durch ständige

Herabsetzung von Mitmenschen und deren Leistungen abzureagieren;

- ihren Kinder vorleben, dass es auch etwas anderes als den materiellen Wohlstand gibt, für das es sich zu leben lohnt, wie zum Beispiel für einen aktiv gestalteten Lebensstil zum Ausgleich von Stress und sonstigen Unannehmlichkeiten im Alltag.

Kindern vorleben, dass weniger oft mehr sein kann, um glücklich zu leben

Eigeninitiative, das Handeln aus eigenem Antrieb und eigenem Willen heraus, ist Grundvoraussetzung zur Teilnahme an einem erfüllten und aktiven Leben. Wenn Kinder und Jugendliche die Erfahrung gemacht haben, Teile ihres Lebens aktiv bestimmen zu können, erleben sie sich und ihre Situation positiv. Dafür lohnt sich der Einsatz. Solch positive Lebensstimmungen, die zu einer befriedigenden Gesamtsituation führen, lassen wenig Raum für mögliche Ersatzstimulantien, wie zum Beispiel unmäßiges Essen und Trinken. Dagegen führen Ängstlichkeit, Verschlossenheit nach außen, mangelnder Unternehmungsgeist, Langeweile und Minderwertigkeitsgefühle in ein unselbständiges passives Leben, kurzum für dicke Kinder und Jugendliche in einen Teufelskreis, der sie und ihre Eltern gleichermaßen schwer belastet.

TIPP

Wenn es Ihnen als Eltern glückt, das Selbstvertrauen Ihrer Kinder zu stärken und ihr Selbstwertgefühl zu stabilisieren, dann haben Sie bereits den entscheidenden Schritt unternommen, um die Bereitschaft Ihrer Kinder zur Eigeninitiative zu wecken.

Bewegungsmangel – ein Teufelskreis schließt sich

Inaktivität – Essen aus Langeweile – wachsendes Übergewicht! Dicke Kinder haben es – im wahrsten Sinne des Wortes – schwer: Spott und Ablehnung durch andere Kinder, die Mühe beim Laufen und Springen, die Minderwertigkeitsgefühle gegenüber schlanken Kindern und nicht zuletzt das schlechte Gewissen

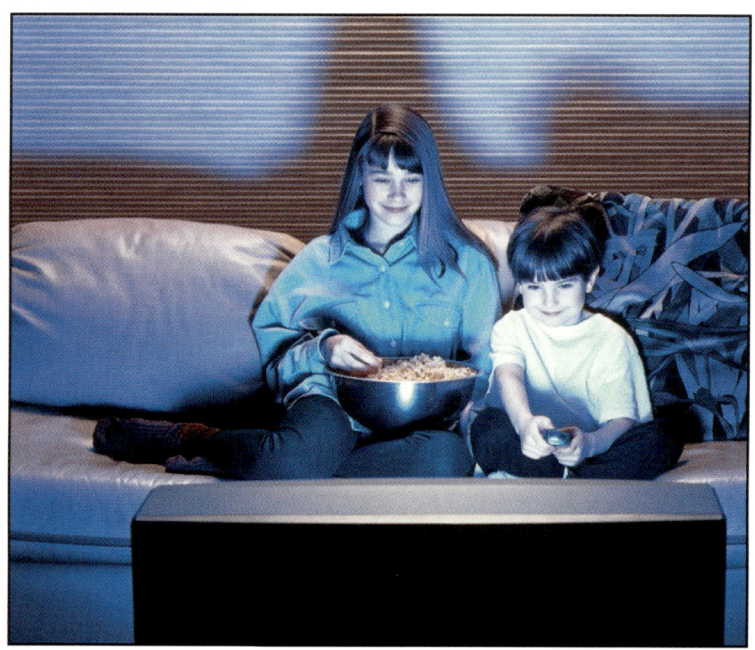

Fernsehen und Chips –
statt Herumtoben
mit den Nachbarskindern –
werden immer mehr
Kindern zum Verhängnis.

Wie sich für den
11-jährigen Peter ein
Teufelskreis schließt.

wegen des ständigen „Zuvielessens" – ein gefährlicher Teufelskreis beginnt. So möchte der 11-jährige Peter immer öfter zu
Hause bleiben, um dem Spott der anderen zu entgehen. Einsamkeit, Langeweile und Frust schüttet er mit Süßigkeiten,
Limonade und Chips zu. Außerdem sind für ihn jetzt Fernsehen
und Computerspiele weitaus spannender als Herumtoben mit
den Nachbarskindern, denen er mit seiner Leibesfülle nicht
folgen kann. Ein Teufelskreis verfestigt sich; objektiv sichtbar
am Zeiger der Waage, der ständig nach oben geht.
Peter hat inzwischen aufgrund seiner Leibesfülle ganz erhebliche Kontaktschwierigkeiten und gilt auch in seiner Klasse
als ängstlicher Sonderling. Seine besorgten Eltern, die ihn aus
seiner Isolation und Ängstlichkeit herausholen möchten,
drängen ihn, sich doch mit Klassenkameraden zu verabreden.
Peter, der entsetzlich leidet, will aus dem Teufelskreis, der
sich immer enger um ihn schließt, ausbrechen.

Als er eines Tages stolz zu Hause erzählt, er wolle in einen Karateclub eintreten, sind seine Eltern bestürzt: „So ein schrecklicher Kampfsport, so etwas Geistloses und überhaupt: Das Verletzungsrisiko ist doch viel zu groß, weißt du denn, ob dir das überhaupt liegt? Und das Geld für die Ausrüstung und der lange Hin- und Rückweg ..." Sein Gewicht steigt weiter und weiter ...

Ein paar Monate später nimmt Peter einen neuen Anlauf und verabredet sich mit einigen Klassenkameraden zum Inlineskating. Als Peter voller Freude davon berichtet, winken seine Eltern abermals ab: „Inlineskaten ist zwar eine durchaus elegante, schöne Sportart, doch das Verletzungsrisiko ist ja unverantwortlich hoch – gerade für dich, der du kaum Sport treibst ...", und es kommt wieder das Argument des Verletzungsrisikos und des Geldes, Geld, das zum Beispiel beim Besuch einer Vergnügungsmesse locker ausgegeben wird. Sie schlagen Peter vor, besser in einen Foto- oder Schachclub einzutreten: Das fördere nicht nur auf ungefährliche Weise zwischenmenschliche Beziehungen, sondern rege den Geist an und wäre ein Hobby für das ganze Leben. Peter lehnt ab. Er isoliert sich noch mehr, und der Teufelskreis schließt sich enger.

Peters Ausbruchsversuch aus diesem Teufelskreis scheitert an der ängstlichen elterlichen Fehleinschätzung von Aktivität. Obwohl sie ihren Jungen zur Selbständigkeit erziehen wollen, lassen sie ihn nicht das tun, was er gerne möchte. Peter ist frustriert und verunsichert, da er einerseits durch wohlgemeinte Appelle wie „Sei doch nicht so lahm, mach doch was!" zu Aktivität gedrängt wird, aber andererseits auf bittere Weise erlebt, wie die Eltern seine Versuche unnötig begrenzen. Die Eltern verstehen nicht, dass Peter sich abkapselt: Sie haben es doch so gut gemeint! Und sie fragen nicht: Wie lange kann Peter mit seinen Frustrationen allein fertig werden?

Wie der Ausbruchsversuch von Kindern aus dem Teufelskreis von Inaktivität – Essen aus Langeweile – zunehmendem Übergewicht an ängstlichen Fehleinschätzungen durch die Eltern scheitern kann.

Zusammenfassung

Als kindliche Reaktion auf die in diesem Kapitel erwähnten
Erlebnisse, die Adipositas im Kindes- und Jugendalter auslösen
bzw. begünstigen, werden Bewegungsarmut, Passivität, Un-
selbständigkeit, Gehemmtheit, Rückzug, Angst, geringe Belast-
barkeit und Unsicherheit verständlich.
Adipöse Kinder und Jugendliche haben häufig wenig Freunde,
stehen selten im Mittelpunkt ihrer Klasse und haben oft auch
Schulleistungen, die unter ihrer intellektuellen Begabung liegen.
Ausbleibende schulische und sportliche Erfolgserlebnisse in
der Klassengemeinschaft verstärken die soziale Isolierung adipöser Kinder und verführen sie immer wieder dazu, durch
ständiges Essen zu Ersatzbefriedigungen zu greifen und sich nicht
zu bewegen. Und hier entsteht, wie wir bereits gesehen haben,
leicht ein sich verfestigender Teufelskreis. Die Ablehnung,
die die Kinder infolge ihrer Leibesfülle oft von ihrem Umfeld
erfahren, fördert eine passive und resignierende Haltung. Mit
zunehmendem Gewicht kommt es zur weiteren sozialen
Absonderung, der Leidensdruck wächst, die Kinder können
sich Unzufriedenheit mit ihrer Situation nicht eingestehen und
finden sich mit dieser scheinbaren Ausweglosigkeit ab.

Bedingungsfaktoren für das Entstehen einer Adipositas im
Kindesalter sind also unkontrollierte Essgewohnheiten, passiver
energieeinsparender Lebensstil, der von Fernsehen, Video,
Computer und mangelnder Bewegung gesteuert wird, und alle
weiteren soziokulturellen Einflüsse (Überflussgesellschaft), die
unsere Kinder prägen. Es gibt aber auch eine positive Einschätzung der Adipositas in bestimmten gesellschaftlichen Gruppen,
bei denen Fettleibigkeit fälschlicherweise als Sinnbild für Stärke,
Sicherheit und soziale Stellung gilt. Diese Einstellung erfordert
eine sensible Auseinandersetzung. Die Übergewichtigkeit der
Eltern und eine bestimmte Schichtzugehörigkeit sollten genaue

Beachtung finden. Untersuchungen zeigen (Whitaker), dass ca. 60 Prozent der 10–14-jährigen übergewichtigen Kinder auch im Erwachsenenalter übergewichtig sein werden, wenn kein Elternteil übergewichtig ist, und sogar 80 Prozent, wenn ein Elternteil übergewichtig ist.

Eine Risikophase setzt direkt nach der Geburt ein. Kommt ein Kind mit einem sehr hohen oder sehr niedrigen Gewicht zur Welt, so muss ein solches Kind bezüglich der höheren Neigung zum Übergewicht in späteren Jahren besondere Aufmerksamkeit finden. Das Alter zwischen fünf und sieben ist einer der kritischsten Zeitpunkte. Dann nämlich legt sich nicht nur das generelle Essverhalten fest – was man gern und oft isst –, sondern auch die Fettzellentwicklung. Das heißt: Was in dieser Zeit angegessen wird, ist schwer loszuwerden. In der Phase der Einschulung kann es durch die neuen Eindrücke und Anforderungen zur Überforderung kommen, was eine weitere Adipositasentwicklung zur Folge haben kann.

Die dritte Risikophase liegt in der Pubertät. Hormonelle Umstellung, seelische Achterbahnfahrten, Auseinandersetzung mit neuen Bedingungen und der Schuss in die Höhe können Jugendlichen mehr Appetit machen als nötig. Hinzu kommt bei Jugendlichen, dass sie Lebensmittel bevorzugen, die „In-sein", das „Dazugehören" signalisieren, also Cola, Chips, Fastfood. Auch der familiäre Umgang mit dem Essen prägt, wie schon angesprochen. Die Kinder erhalten Essbares als Belohnung, Trostpflaster oder eben auch als Ersatz für Aufmerksamkeit. Auch eine Scheidung der Eltern, die immerhin jedes dritte Kind betrifft, kann der Auslöser für kindliche „Ess-Sucht" sein. Adipositas ist zwar eine chronische Krankheit, aber sie ist kein Schicksalsschlag, dem man nichts entgegensetzen kann und dem man ohnmächtig ausgeliefert ist. Was man dagegen tun kann und wie es – stellvertretend für viele noch weitere Patienten – Nina geschafft hat, zeigen wir im folgenden Abschnitt dieses Ratgebers.

Einsetzen der ersten Risikophase direkt nach der Geburt

Zweite Risikophase, die Einschulung, wenn sie als Überforderung empfunden wird

Dritte Risikophase, die Pubertät

Nina heute: „Es kann gar nicht sein, dass ich schon wieder essen muss; ich hab' genug Kalorien in mir ... Es ist unnötig, dass ich jetzt esse ..."

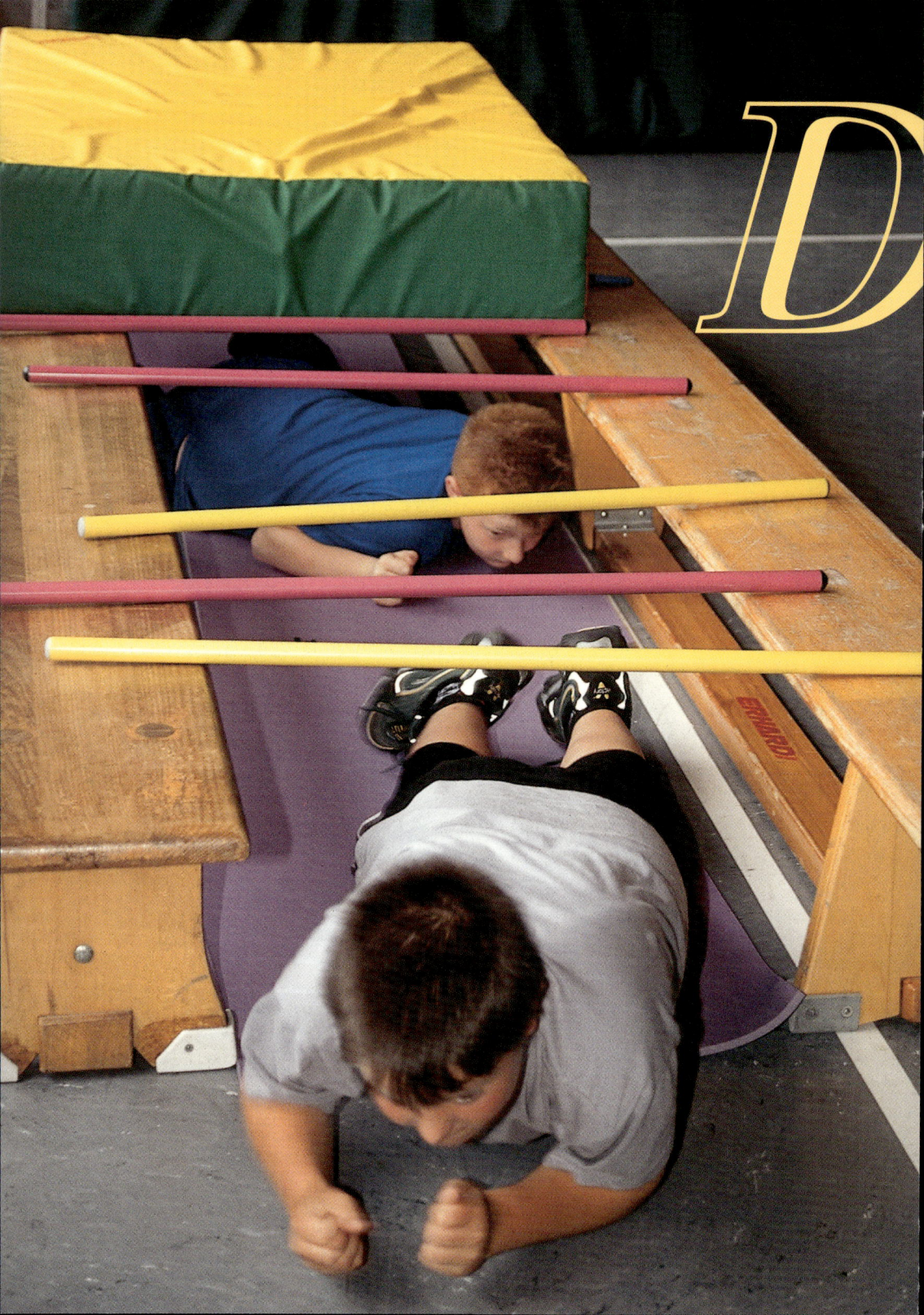

D

Das Freiburger Behandlungsprogramm FITOC

Ein ambulantes Programm für übergewichtige Kinder und Jugendliche

Der Name FITOC wurde 1998 auf dem Internationalen Kongress der Adipositas in Paris, Dresden und Kuopio erstmalig benutzt und steht als geschützte Abkürzung für **F**reiburg **I**ntervention **T**rial for **O**bese **C**hildren.

Im ersten Teil dieses Ratgebers wurde deutlich, dass Ernährungsgewohnheiten und Lebensweise maßgeblich in der Kindheit geprägt werden – weitaus stärker und vorherrschender bis ins Erwachsenenalter als vielen Eltern bewusst ist.

Dies ist auch der Grund, weshalb wir zum einen auf weitaus größere Erfolge in der Adipositastherapie bei Kindern verweisen können als bei Erwachsenen, bei denen sich Ernährungsgewohnheiten bereits derartig verfestigt haben, dass sie nur schwer zu ändern sind. Zum anderen ist es so, dass diese Erkenntnis dazu geführt hat, im Rahmen einer entsprechenden Vorbeugung der Adipositas und ihrer Folgeerkrankungen so früh wie möglich geeignete Maßnahmen zu ergreifen.

Das Freiburger Behandlungsprogramm mit geschützter Bezeichnung erstmals 1998 in Paris, Dresden und Kuopio vorgestellt

Auch Nina sagt: „Je früher desto besser, weil man schon so früh wie möglich wissen sollte: Wenn ich jetzt Schokolade esse, dann werde ich noch dicker …"

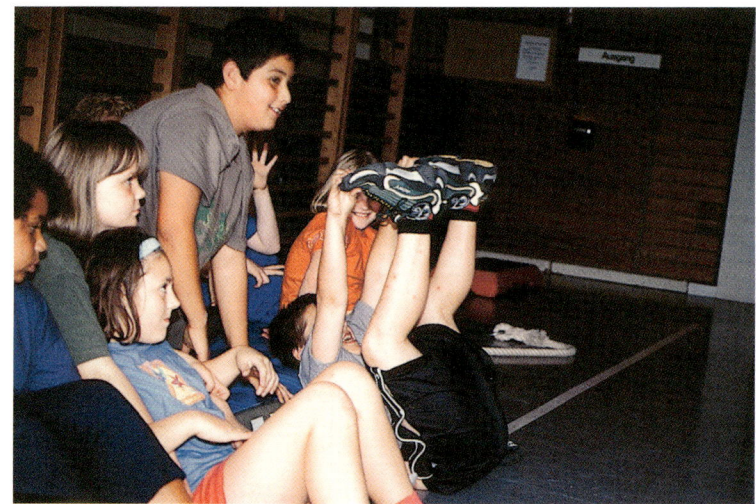

Bei Kindern ist das Gruppenerlebnis besonders wichtig. So lässt sich Sport & Spass verbinden.

Wir beschränken uns dabei nicht linear „nur" auf den medizinischen Ansatz, sondern praktizieren im Sinne einer vernetzten Handlungsstrategie und im Selbstverständnis einer interdisziplinär ausgerichteten Erfahrungsmedizin ein entsprechend komplexes Programm, denn wie wir im ersten Teil gesehen haben, ist das Übergewicht im Kindesalter nicht auf eine Ursache allein zurückzuführen, sondern weist eine komplexe Problematik auf, die nur komplex angegangen und nur so zu anhaltendem Erfolg führen kann.

Ganzheitliches Programm, durch das Therapieerfolge langfristig möglich werden.

Das an der Universitätsklinik Freiburg entwickelte ambulante Therapieprogramm FITOC (Freiburger Interventionsprogramm für übergewichtige Kinder) zeigt, dass über die Kombination von sportlicher Betätigung, Ernährungsumstellung, verhaltenstherapeutischen Ansatz und Einbeziehung der Eltern gute Therapieerfolge in der Behandlung der kindlichen Adipositas langfristig erzielt werden können. Stationäre Maßnahmen haben sich dagegen nur kurzfristig als effektiv erwiesen, langfristig ist ihr Erfolg nicht gesichert. Auch wurde bisher nicht an die zwingend notwendige Vernetzung zwischen stationärer Akuttherapie und

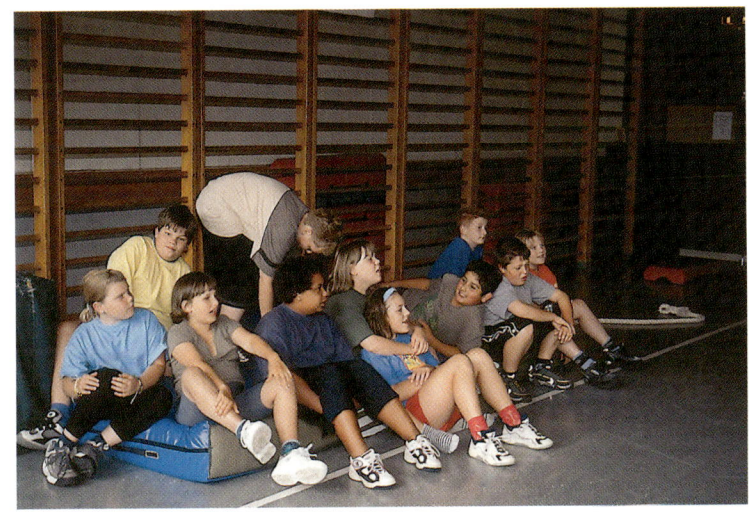

Das gemeinsame Treffen auf der Matte zum Stundenbeginn stärkt das Zusammengehörigkeitsgefühl.

ambulanter Langzeittherapiemaßnahme gedacht. Von seiten der Krankenversicherungen werden die Kosten der stationären Therapie in Einzelfallentscheidungen getragen; eine gezielte ambulante Vorbetreuung und Versorgung im Anschluss an eine stationäre Maßnahme erfolgt jedoch nicht. Der bleibende Erfolg einer stationären Behandlungsmaßnahme wird somit durch das Fehlen einer ambulanten Versorgungsstruktur in Frage gestellt. Die Universitätsklinik Freibug mit ihrer Abteilung Rehabilitative und Präventive Sportmedizin hat sich in den letzten Jahren als Zentrum für ambulante Adipositastherapie im Kindesalter entwickelt und ausgewiesen, sodass hier auch eine längerfristige Anbindung von jungen Patienten mit Adipositas erfolgen konnte. Es besteht auch eine gute Zusammenarbeit zwischen niedergelassenen Kinderärzten, Allgemeinmedizinern, dem schulärztlichen Dienst und Beratungsstellen. In Freiburg werden seit 1987 im Rahmen des interdisziplinären Behandlungsprogramms FITOC (akute Behandlungsphase acht Monate, Überwachungsphase vier Monate und länger) übergewichtige Kindern im Alter von acht bis elf Jahren therapiert. Seit 1987 wurde das Programm

Zentrum für Adipositastherapie im Kindesalter

entwickelt, seit 1990 wurden so die Daten von 315 Kindern aus 21 Gruppen, die zu unterschiedlichen Zeitpunkten mit der Behandlung begonnen hatten, statistisch erfasst und ausgewertet.

Bei der Eingangsuntersuchung (EU) und den halbjährlichen Kontrolluntersuchungen (KU) werden anthropometrische, biochemische und leistungsmedizinische Parameter erhoben. Weitere Informationen liefern Ernährungsprotokolle und Fragebogen. Aufgrund der Entwicklung des Kindes wird bei jeder KU eine Neuorientierung für Kind und Eltern erarbeitet. Da sich die Kinder noch im Wachstum befinden, führt eine moderate Gewichtsreduktion oder Stabilität des Körpergewichts langfristig zum gewünschten Erfolg.

Die Kinder lernen aufgrund der intensiven Ernährungs- und Verhaltensschulung, sich selbst zu kontrollieren (Selbstkontrolltechniken) und entsprechend ihrer persönlichen Situation individuell Empfehlungen umzusetzen und langfristig im Lebensstil zu etablieren. Der Sport führt dabei zu einer Steigerung des Selbstbewusstseins; gleichzeitig wird der Energieverbrauch erhöht.

Nach unserer Einschätzung der Adipositas als chronischer Erkrankung kann es nur geraten erscheinen, dass die Krankenkassen das ambulante Therapieprogramm überwiegend tragen. Die Eltern tragen einen Eigenanteil und verpflichten sich, an der Behandlung auch langfristig teilzunehmen.

Das Programm wurde 1997 zunächst regional auf den Raum Freiburg/Oberrhein ausgedehnt. Hierzu hatten die auswärtigen Betreuerteams eine Aus- und Weiterbildung in Form von Schulungen absolviert. An Arbeitsmaterial wurden ein Manual, Formblätter und ein Foliensatz zur Verfügung gestellt, sodass eine Qualitätssicherung über die Abteilung Prävention, Rehabilitation und Sportmedizin gewährleistet blieb. Mittlerweile arbeiten weitere Multiplikatorengruppen nach demselben Prinzip u. a. in

TIPP

Das Programm, das ich allen betroffenen Eltern/Kindern empfehle, beinhaltet neben regelmäßigem Sportunterricht (3 x pro Woche) eine umfangreiche Ernährungs- und Verhaltensschulung (sieben Elternabende und sieben Kinderkochnachmittage). Im Rahmen der Elternabende werden neben theoretischen und praktischen Informationen zur Ernährung die komplexen Ursachen der Adipositas aufgearbeitet.

Das Freiburger Programm wird überwiegend auch von den Krankenkassen getragen – hoffentlich bald auch bundesweit!

Oberhausen, Ludwigsburg, Hagen, Neuss, Bad Friedrichshall und Lörrach. Erste Kontrolluntersuchungen zeigen, dass das ambulante Therapieprogramm übertragbar ist und nach entsprechender Ausbildung auch andere Anwender vergleichbare Therapieerfahrungen und Ergebnisse aufweisen können.

Hier zur besseren Übersicht unsere Therapiebausteine und Zielsetzungen:

Für Erwachsene sind die ursächlichen Zusammenhänge von Übergewicht und Herz-Kreislauf-Erkrankungen, Fettstoffwechselstörungen, Zuckerkrankheit, Bluthochdruck, orthopädischen Problemen sowie Entstehung von Gallen- und Nierensteinen erwiesen. Diese bereits früh angelegten, aber meist erst im Erwachsenenalter auftretenden Folgeerkrankungen unterstreichen die klinische Bedeutung der Adipositas an sich. Vor allem im Kindesalter stehen die erheblichen psychosozialen Aspekte, aber auch die medizinische Risikokonstellation im Vordergrund der Adipositasbehandlung.

Einzelne, aber flächendeckende Untersuchungen in Hamburg (Petersen 1997) von 3200 Kindern aus Vorschulklassen (fünf Jahre) und den Klassenstufen 4 (zehn Jahre) und 8 (14 Jahre) zeigen, dass immer mehr Kinder unter Übergewicht leiden. So wurde bei 6,3 Prozent der Vorschulkinder des Jahrgangs 1993/94, bei 17,2 Prozent der Viertklässler und 17,3 Prozent der Achtklässler ein Übergewicht festgestellt. Somit ist bereits ab dem zehnten Lebensjahr jeder sechste Schüler zu dick.

Die Zahlen stiegen im Vergleich zum Schuljahr 1991/92 deutlich an. Die Daten zum Lebensstil zeigen zudem, dass Schüler an höheren Schulen deutlich mehr Sport treiben und seltener unter Übergewicht leiden.

Aufbauend auf den prägenden Lebensstilfaktoren im Kindesalter wurden mit einem interdisziplinären Team folgende Therapiebausteine als Therapieansatz gewählt:

Multiplikatorengruppen, die inzwischen ebenfalls nach den FITOC-Prinzipien arbeiten

TIPP

Die gesamte, den Komplex der Adipositas begleitende Problematik organischer und psychosozialer Art, erfordert frühzeitig entsprechend umfassende Maßnahmen.

Auch anhand aussagefähiger Daten erwiesen: Kinder, die mehr Sport treiben, leiden auch weniger an Übergewicht.

Therapiebausteine

- Ernährungsumstellung

- intensive Elternarbeit

- sportliche Betätigung und

- Verhaltensänderung.

Mit Orientierung an den Erfolgskriterien für Gewichtsmanagementprogramme wie sie die DGE (Deutsche Gesellschaft für Ernährung) empfiehlt, sollten die Bausteine für eine sinnvolle Adipositastherapie bei Kindern folgenden Gesichtspunkten entsprechen:

Erfolgskriterien, an denen sich FITOC orientiert

1. Langfristiger Gewichtsverlust:
- Langfristiges Erreichen bzw. Erhalten eines altersentsprechenden und der Konstitution entsprechenden BMI (Body Mass Index) bei Kindern

2. Verbesserung des Risikoprofils:
- Bluthochdruck
- erhöhte Cholesterinwerte
- krankhaft erhöhte Blutzuckerwerte
- ausgeprägte Zuckerkrankheit
- psychosoziale Integration (bei Kindern besonders wichtig)

3. Verbessertes Gesundheitsverhalten:
- Umstellung der Ernährung entsprechend den Empfehlungen, regelmäßige körperliche Aktivität (3 x pro Woche Sport und vermehrte Alltagsaktivitäten), regelmäßige ärztliche Konsultation (mindestens 1 x pro Jahr)

4. Bewertung des Programms.

Folgende Beschreibung und tabellarischen Übersichten veranschaulichen die inhaltlichen Schwerpunkte unseres Programms in Freiburg.

Das FITOC-Programm basiert auf der erfahrungsmedizinischen Erkenntnis, dass isolierte ernährungs-, sportmedizinische oder verhaltenstherapeutische Maßnahmen der komplexen Problematik des adipösen Kindes nicht gerecht werden, sondern dass nur die Kombination von Ernährungsumstellung, sportlicher Aktivität, Verhaltensänderung und intensiver Elternarbeit auf Dauer eine erfolgreiche therapeutische Maßnahme darstellt. Die so formulierten Ziele des Behandlungsprogramms sind aus folgender Tabelle ersichtlich:

Ziele des Behandlungsprogramms

1. Erlernen der Grundzüge einer gesunden Ernährungsweise. Bewusste und dauerhafte Änderung der Ernährungsgewohnheiten und des Essverhaltens

2. Steigerung der körperlichen Leistungsfähigkeit und des Körperbewusstseins

3. Steigerung des Selbstbewusstseins und Selbstwertgefühls (psychosoziale Integration)

4. Körpergewichtsreduktion oder Körpergewichtskonstanz entsprechend dem BMI, Körpergewicht absolut unter (<) 100 kg

Wie die Anmeldung zur Teilnahme am Programm erfolgt und welche Kinder in aller Regel aufgenommen werden.

Die Überweisung der Kinder zur Teilnahme am Programm erfolgt durch niedergelassene Allgemeinärzte, Kinderärzte und über therapeutische Einrichtungen, wie zum Beispiel die Kinder- und Jugendpsychiatrie.
Aufgenommen werden Kinder, deren Gewicht mehr als 40 Prozent über dem Längen-Soll-Gewicht liegt und über (>) der 97. BMI-Percentile (neue medizinische Normen) ist. Im Aufnahmegespräch müssen bei Kind und Eltern die Motivation zur Gewichtsabnahme und die Bereitschaft zur Mitarbeit

erkennbar sein. Eine schichtspezifische Auswahl findet nicht statt. Aus therapeutischen Gründen liegt die ideale Gruppengröße bei ungefähr 15 Kindern. Die Gründe für die Vorgabe eines Altersfensters (geeignete Therapie) verdeutlicht diese Tabelle:

Geeignete Therapievorgaben

1. Je älter das übergewichtige Kind, desto größer ist die Wahrscheinlichkeit der Fortdauer der Adipositas und der Folgeerkrankungen im Erwachsenenalter.

2. Selbstverantwortung kann vom Kind übernommen werden aufgrund der altersentsprechenden Entwicklung.

3. Begreifen des eigenen „Ich" – Ablösungscharakter vom Elternhaus

4. Hohe Sensibilität für das Lernen – auch im Bereich des Sports (Erlernen der motorischen Grundmuster) und des Verhaltens

Im Sinne einer bereits abgeschlossenen, statistischen Auswertung wurden in acht Jahren in 17 Gruppen 283 Kinder (140 Jungen und 143 Mädchen) erfasst, die zu unterschiedlichen Zeitpunkten mit dem Programm begonnen hatten. Dabei zeigte sich, dass der Erfolg von FITOC auch längerfristig gesichert ist, wenn die Familie und die Kinder langfristig mitarbeiten.
Pro Jahr können ein bis zwei Gruppen direkt betreut werden, drei weitere Multiplikatorengruppen wurden im näheren Umkreis von Freiburg eingerichtet.
Mittlerweile wurde das Programm nach Schulung der späteren Betreuer auch überregional (Oberhausen, Ludwigsburg, Hagen, Neuss, Freiburg/Oberrhein, Bad Friedrichshall, Stuttgart, Koblenz, Bad Hersfeld) weitergegeben. Weitere Multiplikatorengruppen sind in Planung. Über einen Kooperationsvertrag zwischen der Arbeitsgemeinschaft Präventivgruppen und Herzgruppen

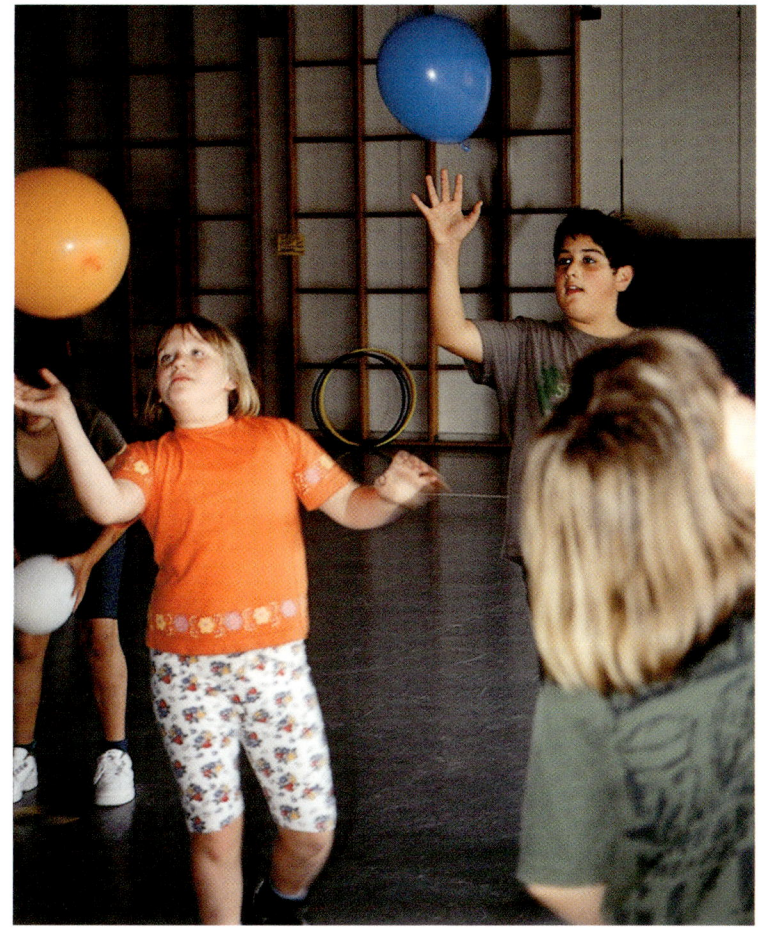

Spiele mit dem Luftballon vermitteln Leichtigkeit und haben einen tollen Aufforderungscharakter. Luftballons erleichtern darüber hinaus aufgrund ihrer Eigenschaften das motorische Lernen.

Freiburg/Oberrhein und den Multiplikatorenteams ist die Zusammenarbeit verbindlich festgelegt. Dazu werden den Teams auch entsprechende Arbeitsmaterialien zur Verfügung gestellt. Die Behandlung erfolgt durch einen Arzt, einen Ernährungswissenschaftler mit einschlägiger praktischer Erfahrung und einen Sportlehrer.

Zusätzlich wird ein Psychologe hinzugezogen. Die Kinder werden über acht Monate intensiv betreut, gleichzeitig findet eine intensive Elternarbeit statt: 3 x pro Woche Sportunterricht,

1 x pro vier bis sechs Wochen ein Kochnachmittag für die Kinder und ein Elternabend für die beteiligten Eltern sowie regelmäßige Ernährungssprechstunden für Kind und Eltern. Dies veranschaulicht folgende Tabelle:

Wie die Behandlung in den Bereichen Medizin, Psychologie, Sport und Ernährung erfolgt.

Medizin: Eingangsuntersuchung (EU)
- sportbegleitendes Gespräch (1 x pro Woche)
- Kontrolluntersuchung (KU) nach sechs bis acht Monaten

Ernährung: Eingangs- und Kontrolluntersuchung
Im Rahmen der medizinischen Untersuchung:
- individuelle Ernährungsberatung
- sportbegleitendes Gespräch (1 x pro Woche)
- Ernährungssprechstunde (1 x pro Woche)
- Ernährungs- und Verhaltensschulung:
3-Tage-Ernährungsprotokolle (1 x pro vier bis sechs Wochen)
Kinderkochnachmittag (1 x pro vier bis sechs Wochen)
Elternabend (1 x pro vier bis sechs Wochen)

Psychologie: Eingangskriterien: Verhaltenstherapeutischer Ansatz bestehend aus Motivation, Vermögen und Bereitschaft

Sport: Sportunterricht (3 x pro Woche)
Körpergewichtskontrolle (2 x pro Woche)

Weitere Elternabende: Gruppengespräche mit dem interdisziplinären Team

Aufgrund unserer Erfahrungen schließt sich an diese Akutphase eine Überwachungsphase an, die bis zu einem Jahr und länger dauert und folgende Schwerpunkte beinhaltet:

1. Reduzierte Anwesenheit beim Sportprogramm und zusätzliche selbständige sportliche Betätigung

2. Individuelle Sprechstunde für Kind und Eltern (Ernährung, Verhalten, Hintergrundproblematik)

3. Weitere Elternabende

4. Kontrolluntersuchungen nach sechs bis acht Monaten, bei Stabilität jährlich (Verlaufskontrolle)

Schwerpunkte der Behandlung in der Überwachungsphase

Bevor Kinder in das Programm aufgenommen werden, findet in der Klinik eine medizinische Eingangsuntersuchung statt. Sie beinhaltet die Erhebung eines körperlichen Status, Blutdruck-, Hautfettfaltenmessung, Taillen-, Hüft- und Oberschenkelumfang, Bestimmung blut-chemischer Parameter (Schilddrüsenhormone und Glukose zum Ausschluss endogener Ursachen, Fettstoffwechselprofil, Blutbild, Mineralstoffwechsel) und die Durchführung einer ergometrischen Belastungsuntersuchung zur Ermittlung der Leistungsfähigkeit.

Alle wichtigen Details werden schon anhand der Eingangsuntersuchung ermittelt.

Zu Beginn des Ernährungsprogramms findet im Rahmen der medizinischen Eingangsuntersuchung eine individuelle Ernährungsberatung für das Kind und auch die Eltern statt. Ernährungsgewohnheiten werden dabei anhand der von Eltern und Kind ausgefüllten Ernährungsanamnese (4-Tage-Ernährungsprotokoll zu Beginn, Fragebogen) ausführlich besprochen. An diesem ersten Gespräch über die Ernährung sollten möglichst alle Mitglieder der Familiengemeinschaft teilnehmen. Dem adipösen Kind muss das Gefühl vermittelt werden, dass die ganze

Ernährungsberatung für Eltern und Kinder

TIPP

Die Ernährungsberatung muss Kind und Eltern individuelle Problemlösungen anbieten. Eine Ernährungs- und Verhaltensumstellung kann nur in kleinen Schritten erfolgen, da nur so längerfristig und dauerhaft Veränderungen beibehalten werden können.

Die Elternabende geben zusätzlich die Möglichkeit, in der Gruppe alle anstehenden Probleme zur Diskussion zu stellen.

Familie bereit ist, die Ernährung im Sinne einer bedarfsgerechten und vollwertigen Ernährung umzustellen. Die Ernährungsempfehlungen sollen zu einer bewussten Lebensmittelauswahl und Mahlzeitengestaltung führen. Ein überreicher Basisernährungsplan (1600 kcal) zielt auf eine ausgewogene, bedarfsgerechte Mischkost und dient nur als Richtlinie im Sinne der Empfehlung. Um bestimmte Ziele, wie zum Beispiel weniger Fett und mehr Ballaststoffe, in der Ernährung zu realisieren, müssen konkrete Maßnahmen im Sinne von Lebensmittel- und Verhaltensempfehlungen genannt werden (etwa höherer Verzehr von Vollkornprodukten, Gemüse und Obst sowie langsames Essen). Die Ernährungs-, Verhaltens- und psychologische Beratung findet weiterhin für das Kind – begleitend zum Sportunterricht – einmal pro Woche in Gruppen oder einzeln statt, ebenso für die Eltern nach individueller Absprache. Innerhalb von Elternabenden und Kinderkochnachmittagen werden einmal in vier bis sechs Wochen eine Ernährungs- und eine Verhaltensschulung durchgeführt. Neue Kenntnisse dürfen nicht als Einschränkung empfunden werden, sondern müssen als Hilfe für eine Neuorientierung dienen. Die folgende tabellarische Übersicht dient der Veranschaulichung unserer sieben Einheiten der Ernährungs- und Verhaltensschulung:

1. Empfehlungen zur Kinderernährung – Bedeutung der körperlichen Aktivität. Diäten und ihre Auswirkungen

2. Getreide und Getreideprodukte – kindgerechtes Frühstück Ernährungs- und verhaltensbezogene Veränderungen bei Kind und Eltern

3. Milch und Milchprodukte – Schulfrühstück
   „Zehn goldene Verhaltensregeln" (Bestandsaufnahme),
   Außenreizsteuerung

4. Gemüse, Obst, Rohkost, Salate, Essverhalten außer Haus und
   bei Festen

5. Süßigkeiten, Getränke, Süßigkeitenverzehr und seine
   Bedeutung (Süßigkeitenkalender)

6. Fleisch-, Fisch- und vegetarische Speisen, Erfahrungen,
   Neuorientierung

7. Permanenz der Adipositas, Ursachen, Folgen, Lebensstilveränderung

Veranschaulichung unserer sieben Einheiten der Ernährungs- und Verhaltensschulung

Das Bewegungsprogramm wird innerhalb der Gruppe 3 x pro Woche über eine Stunde durchgeführt. Der Schwerpunkt liegt auf einer Verbesserung der Leistungsfähigkeit in den motorischen Hauptbeanspruchungsformen, vor allem aber in der Schulung im Bereich der Koordination und in der Förderung des Durchhaltevermögens im Ausdauerbereich.
Ziel des Sportunterrichts ist es, die Frustrationen, die durch den normalen Schulsport erzeugt werden, gezielt abzubauen. Freude und Spaß an der Bewegung sind wichtiger als objektiv messbare Leistung.
Nach einiger Zeit der sportlichen Betätigung wünschen aber auch übergewichtige Kinder, sich in der Gruppe zu messen. Das Körpergewicht wird ein- oder zweimal pro Woche innerhalb der Gruppe kontrolliert. Aufgrund des Gruppenerlebnisses tolerieren die Kinder auch diese Verlaufskontrollen. Nach der intensiven Therapiephase von acht Monaten wird eine Kontrolluntersuchung analog der Eingangsuntersuchung durchgeführt.

Schwerpunkte und Ziele des Bewegungsprogramms

Merkmale und Inhalte des Sportangebots

	Einstiegs- und Kennenlernphase	Lern-und Übungsphase	Orientierungs- und Übergangsphase
Zeitlicher Rahmen	ca. 1 Monat	ca. $4^{1}/_{2}$ Monate	ca. $2^{1}/_{2}$ Monate
Inhalte	Gegenseitiges Kennenlernen Zurechtfinden in der neuen Umgebung Bildung einer Gemeinschaft Sich mit dem Sport anfreunden	Koordinationsschulung Schulung elementarer sportmotorischer Fertigkeiten Haltungsschulung Schulung konditioneller Fähigkeiten	Schulung sportart-spezifischer Fertigkeiten Vermittlung von Spielkompetenz Förderung individueller Begabungen Schulung konditioneller Fähigkeiten
Merkmale des Sportunterrichts 1.	Hohe Attraktivität Freude und Spaß Vielfalt Spielerischer Charakter Von den Kindern selbst gewählte Stundeninhalte	Variierte Stundenangebote Gezieltes Üben und Lernen Vermittlung von Wissen über Reaktionen des Körpers Steigerung des Körperbewusstseins	Sportauswahl entspr. Neigung Lösungsversuche in der Gruppe Förderung des Einzelnen Unterstützung bei der Individualsportart
2.	Individuelle Lösungsversuche, die Erfolg versprechend sind	Ganz neue Inhalte und Angebotsformen Sport ohne Wettkampf-charakter nur teilweise festes Sportprogramm, freie Spielstunden	Freie Spielstunden Regelmäßig (Ausdauer-training, Koordination, Motorik) Neue Stundeninhalte mit bekannten abwechseln nur teilweise festes Sportprogramm, freie Spielstunden
3.		Vermittlung von Spass an der Bewegung Stimulierung des Spiel- und Bewegungstriebes	Hoher Aufforderungs-charakter Bedürfnis wecken, selbständig Sport zu treiben „Lifestyle"

Nach unseren Erfahrungen sind weitere halbjährliche Kontrolluntersuchungen zur Stabilisierung erforderlich.
Die Merkmale und Inhalte des im Rahmen der Therapie ver-
mittelten Sportangebots zeigt nebenstehende Übersicht.
Da sich jedes Programm an seinen Erfolgen messen lassen
muss, wollen wir uns – begleitet von Nina – nun Punkt
für Punkt die Ergebnisse genauer ansehen, und wie wir sie
erreichen können.

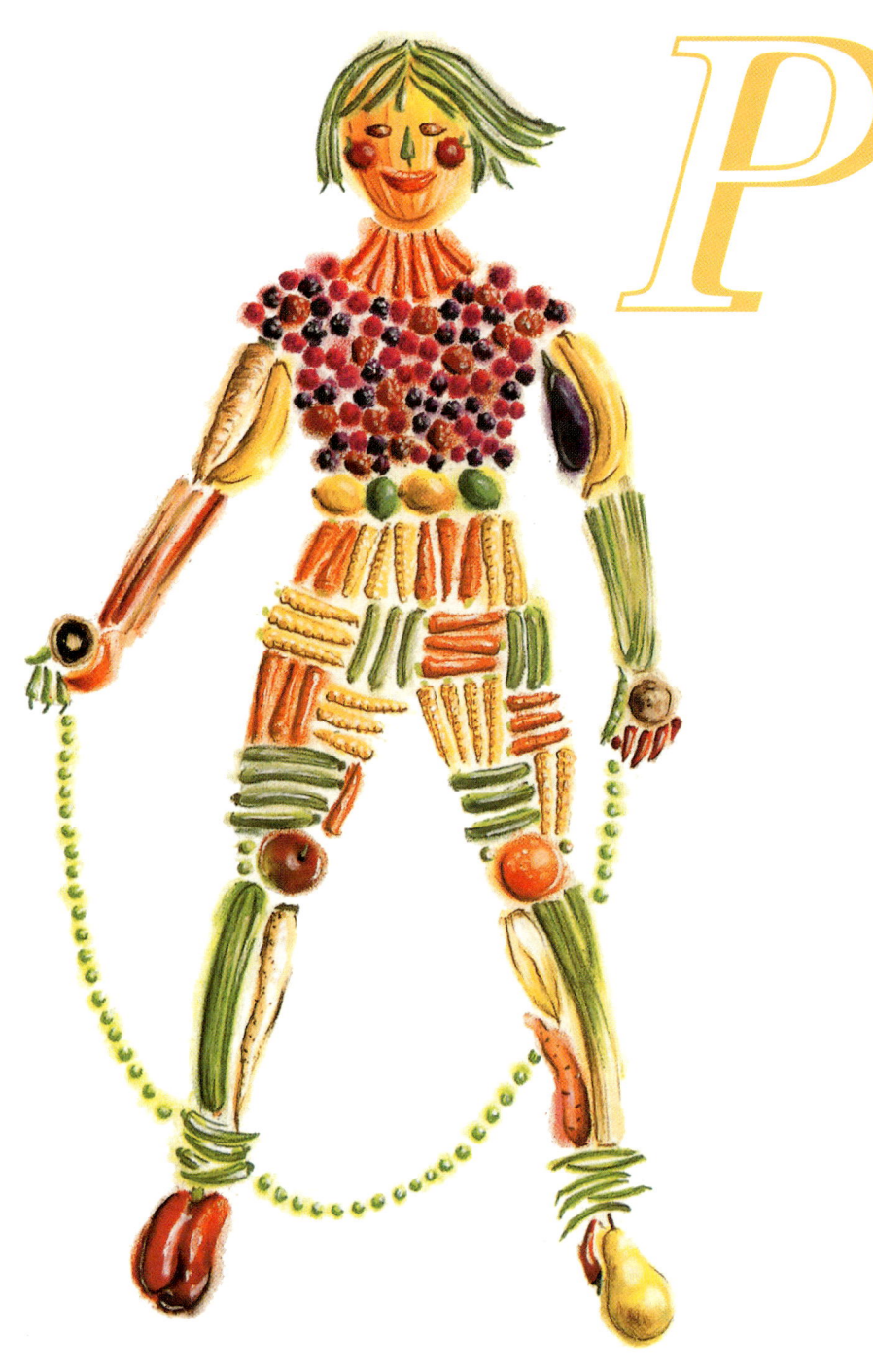

P

Ess-Stress ade!

Von der Kenntnis der Risikofaktoren zu neuen Perspektiven

Im ersten Teil dieses Ratgebers haben wir die wesentlichen Ursachen für Adipositas im Kindes- und Jugendalter ebenso kennen gelernt wie die mit ihr verbundenen erheblichen Risiken. Die beschriebenen Ursachen und Risiken führen immer mehr zur Verfestigung eines Teufelskreises und zu schweren Erkrankungen im Erwachsenenalter, die aber in der Kindheit und Jugend bereits vorprogrammiert sind, wenn bestimmte Verhaltensweisen fehlen – den Kindern und Jugendlichen ebenso wie ihrem Umfeld, den Eltern, der Schule, dem Verein – und nicht frühestmöglich umfassende und geeignete Maßnahmen zur Verhaltensänderung ergriffen werden. Wir haben außerdem festgestellt, dass Adipositas ein komplexes Problem darstellt, das mit einer Ursache ebenso wenig zu erklären wie nur mit einer Maßnahme allein zu lösen ist.

Die Komplexität der Erkrankung und die mit ihr verbundenen Risiken und Folgeerkrankungen haben wir anhand der Darstellung organischer und seelischer Zusammenhänge veranschaulicht. Dieser Komplexität des Problems trägt in seiner Vorreiterrolle das Freiburger FITOC-Programm, das ich auf den vorange-

Da Dicksein nicht nur eine Ursache hat, sondern ein kompexes Problem darstellt, rücken wir dem Übergewicht mit einem ganzheitlichen Konzept zu Leibe, das langfristig Erfolge sichert.

gangenen Seiten vorgestellt habe, ganzheitlich Rechnung, und zwar deshalb, weil es in Forschung und Praxis der Adipositas ebenso komplex zu Leibe rückt und so – aus der Praxis für die Praxis – mit interdisziplinärer Erfahrungsmedizin Erfolge im Kampf gegen Adipositas auch langfristig sichert.

Ein großer Feind krankhaft übergewichtiger Kinder und Jugendlicher ist Stress bzw. übermäßiger Stress, der auch zu verändertem Essverhalten führen kann. Welche Maßnahmen führen zu seinem Abbau? Ein Blick auf das Erkennen von Stress, auf Forschungsergebnisse von Biologen und Neurophysiologen hilft uns entscheidend weiter. Viele betrachten Stress als rein negativen Einfluss, der ihre Energie und Entscheidungsfähigkeit schwächt, ihre Leistung mindert und sie anfälliger für Krankheiten macht. Wissenschaftlich wurde jedoch nachgewiesen, dass Stress auch positive Auswirkungen hat – mehr noch, dass ein gewisses Maß an Stress sogar notwendig ist, um ein glückliches und erfülltes Leben führen zu können. Ob Stress einen Menschen aber vorwiegend positiv oder negativ beeinflusst, hängt in erster Linie davon ab, wie er Stress-Situationen aufnimmt und verarbeitet. Und beides, das Erkennen wie die erfolgreiche Bewältigung von Stress, sind Dinge, die man erlernen kann.

Die Definition von Stress ist nicht einfach, denn sowohl Wissenschaftler als auch Laien bezeichnen mit diesem Begriff nicht nur die Wirkung von Stress, sondern auch die verursachenden Faktoren. In der Regel aber spricht man dann von Stress, wenn ein Mensch nicht mehr in der Lage ist, bestimmte Ereignisse oder Lebensumstände zu bewältigen. Das unterstreicht die von Stress-Forschern wiederholt gemachte Erkenntnis, dass jeder Mensch unter Stress steht, dieser Stress aber je nach Veranlagung unterschiedlich verarbeitet wird. Und es erklärt auch, weshalb manche Faktoren – zum Beispiel Leistungs- und Termindruck – den einen Menschen nahezu lähmen, den anderen dagegen zu noch größeren Leistungen beflügeln können.

Wie man Stress-Situationen aufnimmt, sie erkennt und damit umzugehen hat, kann man schon frühzeitig lernen. Dazu Nina: „Heute habe ich weniger Stress mit Essen – ich geh' einfach raus, bewege mich, bin dann auch weit weg vom Kühlschrank und werde so leichter mit Essgelüsten fertig."

Wissenschaftliche Erkenntnis über Stress

Da die Reaktion auf Stressoren oder Stress-Reize so unterschiedlich sein kann, teilt man sie in der Wissenschaft nach der Zeitspanne ein, in der sie auftreten. Demnach gibt es unmittelbar oder kurzfristig wirksame Stressoren, wie etwa das Warten auf ein Vorstellungsgespräch im Rahmen des Starts in den Beruf. Zu den langanhaltenden oder chronischen Stressoren zählen zum Beispiel ein Konflikt in der Familie in Folge der Scheidung der Eltern oder ständige übermäßige Reizüberflutung durch zu häufiges Fernsehen, Videofilme, Computerspiele usw. Auch eine ständige Lärmbelästigung durch die Umwelt ist ein Beispiel für einen chronischen Stressor. Bei den chronischen Stressoren kann es sich außerdem um Ereignisse handeln, die eine ganze Kette von schwerwiegenden Lebensveränderungen auslösen, wie zum Beispiel der Tod eines geliebten Menschen oder wegen des Dickseins die ständige Diskriminierung durch die Umwelt.

Ständige Reizüberflutungen können ebenso wie schwerwiegende Lebensveränderungen zu chronischem Stress führen.

Die Reaktionen auf Stressoren lassen sich in zwei große Kategorien unterteilen – die psychologische und die physiologische Reaktion. Im psychologischen Bereich reagiert man oft unvorhersehbar auf Stress-Reize, da Stimmungs- und Gefühlsschwankungen Verhaltensunterschiede hervorrufen, die von einem simplen Zornesausbruch bis zu übermäßigem Ess-, Alkohol- und Drogenkonsum reichen können. Die psychologische Reaktion auf einen Stressor hängt von vielen Faktoren ab, einschließlich der momentanen seelischen Verfassung und der Bedeutung, die man persönlich dem jeweiligen Stressor beimisst.

Die physiologische Reaktion auf Stress lässt sich dagegen leichter vorhersagen. Jeder Stress-Reiz löst eine Kette biochemischer und neurologischer Veränderungen aus, die in den meisten Fällen sehr ähnlich abläuft, also unabhängig von der jeweiligen Stress-Ursache ist. Zur Veranschaulichung kann uns ein Blick ins Tierreich weiterhelfen.

Biologen haben schon vor Jahren herausgefunden, dass Tiere, die unter großem Stress stehen, oft anfangen, unkontrolliert zu fressen. Wenn sie zum Beispiel starkem Lärm ausgesetzt sind, schlingen sie Futter in sich hinein, als könnten sie damit ihre Ohren schützen. Wenn eine kleine Maus im Zweikampf einer bissigen größeren Maus unterliegt, kann es vorkommen, dass sie rasch nacheinander besonders viel knabbert und frisst. Interessanterweise fressen Tiere oft viel mehr als üblich, wenn sie isoliert werden.

Auch viele Kinder, denen familiäre Geborgenheit, Liebe und Wärme fehlen, stopfen unkontrolliert Unmengen an Ess- und Trinkbarem in sich hinein.

Es gibt aber auch Kinder und Jugendliche, die unter Belastung weniger essen und an Gewicht verlieren. Meist jedoch führt Stress zu stark überhöhter Kalorienaufnahme. Stress-Esser greifen – dies haben Forscher herausgefunden – häufig ausgerechnet zu dickmachenden Snacks mit hohem Kalorien- und sehr geringem Wasseranteil, wie zum Beispiel zu Knusprig-Süßem, salzigen Chips, Nüssen oder trockenem Knabbergebäck aller Art. Übergewichtige Kinder und Jugendliche neigen eher als Schlanke dazu, bei Lärm, flackernder Beleuchtung, beim Fernsehen, Videofilmen, am Computer usw., schwer lösbaren Rätsel- oder Puzzlespielen, bei Konflikten in der Familie oder bei starkem schulischen oder beruflichem Leistungsdruck weitaus mehr zu essen als üblicherweise. Dies gilt sowohl für Hauptmahlzeiten als auch für Snacks.

Es wird sicher nie gelingen, völlige Stress-Immunität zu erreichen, aber man kann sich doch so weit gegen Stress „abhärten", dass er leichter mit bestimmten Techniken zu verkraften ist. Oft genügt schon das Besprechen der Stress-Situation und die Diskussion der möglichen Hilfen.

So kann zum Beispiel die physische und psychische Unterstützung in der Familie und im Freundeskreis ungeheuer viel bewirken. Man weiß aus einer Studie, dass Hilfe von der Familie und von Freunden nicht nur den Stress beim Verlust eines nahen Angehörigen mildert, sondern auch die Heilung nach schweren Krankheiten beschleunigt und chronische Beschwerden lindert. Aufgrund dieser Erkenntnisse glaubt man heute, dass der Beistand von Familie und Freunden entscheidend dazu beitragen kann, eine ganze Reihe individueller Reaktionen auf Stress-Situationen zu verstehen. Beginnen wir nun mit diesen neuen Perspektiven auch in der Praxis den Weg der kleinen Schritte. Was die Maßnahmen zum Stress-Abbau betrifft, so schließe ich mich den Ratschlägen von Neurophysiologen gerne an und empfehle als ersten kleinen Schritt Entspannung in der Natur.

Es kommt dann zur beruhigenden Anpassung von Herzfrequenz, Puls und Kreislauf. Gleichzeitig wird die Darmtätigkeit angeregt. So kommt es zu einem vermehrten Zustrom von Nährstoffen durch die Darmschleimhaut ins Blut und damit zu den Körperzellen. Schon nach einer halben Stunde geht man spürbar entspannter nach Hause und kann den Alltag besser meistern.

> **TIPP**
>
> Statt die Freizeit nur vor dem Fernsehapparat oder Computer zu verbringen, ist es besser, ein wenig in die freie Natur zu gehen und dort versuchen zu entspannen – auf unserem Weg der kleinen Schritte ein erster, wie ihn auch Nina mit Erfolg gegangen ist.

Entspannt den Alltag meistern

Jeder Körper ist anders – zu seiner Konstitution stehen

Auf unserem praktischen Weg der kleinen Schritte müssen wir auch der Tatsache Rechnung tragen, dass jeder Körper anders ist, also eine unterschiedliche Konstitution aufweist. Der in der medizinischen Fachsprache übliche Begriff „Konstitution" bedeutet nichts anderes als Zustand oder Verfassung und meint damit das Erscheinungsbild, das Funktions- und Leistungsgefüge eines Menschen und seine Widerstandskraft gegen Krankheiten und Belastungen wie Stress, mit dem wir uns im vorangegangenen Abschnitt befasst haben.

Was ein bedeutender
Forscher über unsere
Konstitution heraus-
gefunden hat.

Die menschliche Konstitution hat erstmals der Arzt Ernst Kretschmer umfassend erforscht und danach eine entsprechende
Typengliederung aufgestellt. Die nach dem Forscher benannte
Typenlehre beschreibt folgende Menschentypen (in Klammern
die Fachbezeichnungen):

- den langgliedrigen, schmalen Typ (leptosomisch, asthenisch)
- den kurzgliedrigen, untersetzten Typ (eurysom, pyknisch)
  und
- den athletischen Typ mit kräftiger Entwicklung des Skeletts
  und der Muskulatur.

Unser körperlicher
Zustand hat auch Einfluss
auf unsere seelische
Verfassung und unsere
Charakteranlagen.

Kretschmer hat damit erstmals herausgefunden, dass unser
körperlicher Zustand Einfluss auf unsere psychische Verfassung
und unsere Charakteranlagen hat.

Der amerikanische Arzt und Psychologe William Herbert
Sheldon widmete sich ebenfalls der Erforschung menschlicher
Konstitutionstypen und ihrer Beziehung zu bestimmten
Temperamentformen. Ähnlich wie Kretschmer unterschied er
zwischen ektomorphen, endomorphen und mesomorphen
Formen. Endo- und ektomorpher Typ entsprechen physisch wie
psychisch dem Pykniker bzw. Leptosomen, der mesomorphe
Typ stellt eine ausgewogene Mittelform zwischen beiden dar.
Ein ektomorpher Körpertyp bezeichnet demnach einen Konstitu-
tionstyp, der durch einen relativ hochgewachsenen, schlanken
und zartgliedrigen Körperbau gekennzeichnet ist.

Körpertyp, der von
rundlichen Körperformen
bestimmt ist.

Ein endomorpher Körpertyp ist entsprechend von rundlichen
Körperformen bestimmt, mit Fettablagerungen speziell im Bereich des Bauchs und der unteren Körperhälfte, gelegentlich
auch als „Apfeltyp" (siehe Abbildung Seite 68) bezeichnet.
In der Laiensprache werden solche Menschen oft als „die
kleinen Dicken" bezeichnet. Mesomorph bezeichnet einen
Konstitutionstyp mit gut ausgeprägter Muskulatur, stämmig
und von mittlerer Größe. Indem wir unseren Typ besser
einordnen können, sind wir auch in der Lage, zu dem zu

stehen, was uns die Natur in die Wiege mitgegeben hat, wir sind aber mit diesen Kenntnissen auch befähigt, nicht nur die Grenzen, sondern auch die Möglichkeiten dringend gebotener Verhaltensänderungen auszuschöpfen, um Schritt für Schritt eine Gewichtsreduktion zu erzielen und diese stabil zu halten.

Dazu sind auch Kenntnisse über Fettverteilung wichtig, ebenso über die „Vorfettzellen" oder Speicherzellen, die in der Fachsprache als Prä-Adipozyten bezeichnet werden.

TIPP

In den Speicherzellen, die zu Fettzellen werden können, steckt für viele Übergewichtige ein Kernproblem und eine Bedrohung für alle, die sich dauerhaft falsch ernähren.

Vor Urzeiten als Schutz vor größerer Kälte und langen Hungerphasen angelegt, hat die Natur diese Speicher- oder „Vorfettzellen" sozusagen für alle Fälle jedem Menschen mit in die Wiege gegeben. Von diesem Überbleibsel aus grauer Vorzeit, in der sich unsere Vorfahren ganz anders behaupten mussten als wir in der heutigen technisch-zivilisierten Welt, die solche Speicherzellen für den Organismus nicht mehr erforderlich machen, hat jeder Mensch etwa 60 Milliarden Zellen im Unterhautgewebe und rund um die Organe verteilt. Obwohl sie nur jeweils den hundertsten Teil eines Millionstel Gramms, also praktisch kein Fett enthalten, können über diese Speicherzellen viele schon im Kindes- und Jugendalter großen Kummer bekommen, denn bei anhaltender Fehlernährung und Fehlverhalten durch übermäßiges Essen und Trinken füllen sich wie gesagt diese Speicherzellen allmählich, sodass sie bis zu 40 kg, im Extremfall sogar bis zu 50 kg Fett aufnehmen können – eine massive Bedrohung für alle, die von früher Kindheit an falsch ernährt werden, sich dauerhaft falsch ernähren und ihr Verhalten nicht ändern. Auch vor diesem Hintergrund wird einmal mehr deutlich, dass Prävention und effektive Therapie, beides interdisziplinär durch das FITOC-Programm gewährleistet, so früh wie möglich im Kindesalter beginnen sollten. Kinder und Eltern erfahren hier auch schon früh, dass nicht nur das Ausmaß des

Einmal mehr wird deutlich: Vorbeugung und Therapie sollten so früh wie möglich im Kindesalter beginnen.

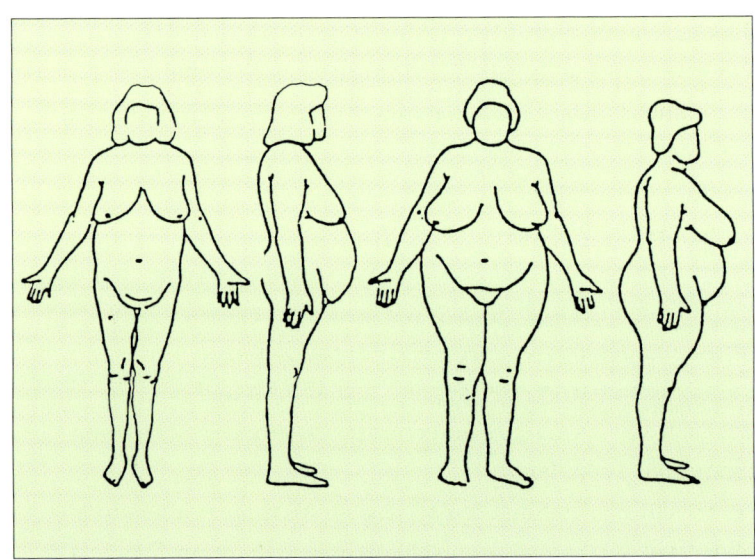

Schematische Darstellung der Fettgewebsverteilung beim so genannten „Apfeltyp" (links) und „Birnentyp" (rechts)

Wie der Taillen- und Hüftumfang gemessen wird.

Übergewichts, sondern auch die Verteilung der Fettdepots das Gesundheitsrisiko bestimmen.

In der Forschung war es J. Vague, der als erster im Hinblick auf die Fettgewebsverteilung zwischen der gynoiden Form der Adipositas („Birnentyp") und ihrer androiden Form („Apfeltyp") unterschieden hatte (siehe oben stehende schematische Darstellung). Diese unterschiedlichen Verteilungsmuster basieren auf unterschiedlichen Gewebstypen. Das Gesundheitsrisiko selbst ist bei bauchbetonter (androider) Fettverteilung wesentlich höher als bei hüftbetonter (gynoider) Fettansammlung. Eine aussagefähige Abgrenzung zwischen gynoider und androider Adipositas erlaubt die Bestimmung des Verhältnisses zwischen Taillen- und Hüftumfang, von den Fachleuten als Taille-Hüft-Quotient oder abgekürzt WHR (**W**aist-**H**ip-**R**atio) bezeichnet. Dazu wird der Taillenumfang (Waist) definitionsgemäß als kleinster Horizontalumfang des Rumpfes zwischen Brust und Hüften bei ruhiger Atmung gemessen. Der Hüftumfang (Hip) ist der größte Horizontalumfang der Hüften, das

Bandmaß wird dabei über die Stelle der stärksten nach hinten weisenden Ausladung des Gesäßes geführt. Ein erhöhtes Gesundheitsrisiko besteht bei einer bauchbetonten Adipositas.

Abnehmen beginnt im Kopf

„Und dann hat es ‚klick‘ gemacht" – so Nina auf die Frage des Fernsehmoderators in einer ARD-Sendung, wie sie auf den Dreh gekommen sei, ihr Verhalten zu ändern und eine Gewichtsreduzierung von über 20 kg nicht nur zu erreichen, sondern auch stabil zu halten.

Eine wichtige Grundvoraussetzung für Nina war dabei auch: Abnehmen darf nicht zur Qual werden. Je mehr Spaß es macht, die Pfunde schmelzen zu sehen, desto erfolgreicher ist der Weg. Und Nina betont: „Der Wille muss allerdings da sein, denn Abnehmen ist in erster Linie Einstellungssache. Den Rest machen dann die anderen, die dir helfen, indem sie für dich abnehmen – unglaublich aber wahr –, wenn du deinen Kopf erst einmal dazu gebracht hast, das Startsignal zum Abnehmen zu geben."

Wer dabei vorausplant, wie es auch Nina getan hat und dies auch weiterhin tut, um ihr reduziertes Gewicht stabil zu halten, dem fällt es wesentlich leichter, wie Nina Kurs in Richtung Abnehmen und Wohlfühlgewicht zu nehmen. Ein solch „gesundes" Bewusstsein muss aber auch durch eine gehörige Portion Disziplin ergänzt werden – ebenfalls keine unüberwindbare Hürde, wie Nina ermutigend bekennt. Denn wenn Kinder und Eltern gemeinsam den Weg gefunden haben, der Spaß macht, können sie mit kalorienreichen Verlockungen besser umgehen. Eine richtige Ernährung, die leckere Gerichte keineswegs ausschließt und die gemeinsam zubereitet werden (siehe im Einzelnen dazu Seite 121) kann, läßt die Hungergefühle zwischen den Mahlzeiten mehr und mehr verschwinden. Vor allem die kleinen, sich

Abnehmen darf nicht zur Qual werden.

Auf das Stabilhalten des reduzierten Gewichts kommt es an!

wiederholenden Kaloriensünden werden oft gar nicht registriert bzw. bewusst wahrgenommen. Sie werden sozusagen fahrlässig begangen – kein Wunder, dass sich dann der erwartete Erfolg nicht einstellen will. Wer aber wie gesagt vorausplant, auch Schwächen und Stolpersteine in diesem bewussten Akt, der im Kopf stattfindet, genau kennt und sich „selber überlistet und erfolgreich austrickst", wie es Nina nennt, hat auch gute Chancen. Ziel ist es, den einmal eingeschlagenen Weg bewusst und konsequent zu gehen – ohne gleich resigniert oder in einer Art Überreaktion und damit verbundener „Jetzt-ist-sowieso-alles-egal"-Haltung die Segel zu streichen und aufzugeben, wenn ein Tag mal nicht so gut verläuft wie der andere.

Die Kunst der kleinen Schritte

Nicht resignieren, sondern sich überwinden auf dem Weg der kleinen Schritte – so lautet auch das Motto von Nina.

Lassen wir an dieser Stelle wieder Nina zu Wort kommen: „Am schlimmsten ist wohl, wenn man sich selber aufgibt und sagt: ,Ich schaff' das nicht, ich kann nicht abnehmen, andere schaffen es, sie sind stärker'. Jeder kann das schaffen. Man muss sich nur selber überwinden, den inneren Schweinehund, wie man so schön sagt, überwinden. Das sind die ersten drei/vier Wochen – vielleicht zwei Monate –, dann geht das, und ich glaube, wenn man Freunde hat, oder auch die Eltern mithelfen und vor allem fremde Personen, die einem nicht so nah stehen, die einen vielleicht noch ein bisschen hänseln, aber so, dass es einem Mut macht, anspornt, dass man weiter macht. Ich selber gebe nie auf, auch wenn mal ein Tag schlecht gelaufen ist, ich finde es schrecklich, wenn jemand aufgibt. Dazu gehört auch, dass man zu seinen Schwächen steht, sich selber nichts vormacht, sich aber auch von anderen nichts vorgaukeln lässt. In großer Regelmäßigkeit lesen oder hören wir in den Medien vor Beginn der Urlaubszeit, damit angeblich der Bikini passt: ,Jetzt Bikinifigur,

Zu seinen Schwächen stehen, sich aber auch von andern nichts vormachen lassen.

in zwei Wochen fünf Kilo weniger!' Was ich mir in 17 Jahren angegessen habe, das muss ich doch rein theoretisch in 17 Jahren wieder abtrainieren dürfen; da kann ich mir doch Zeit lassen und brauche nicht zwei Wochen, bis der Bikini angeblich passt. Einen solchen Druck halte ich für überflüssig, schrecklich und schädlich." Soweit Nina zur Kunst mutmachender kleiner Schritte.

Statt sich selbsthemmend einzureden, „aller Anfang ist schwer", heißt es im Selbstverständnis der Kunst der kleinen Schritte statt dessen: „Frisch gewagt, ist halb gewonnen!" Wir sehen: ein kleiner, aber entscheidender Schritt am Anfang eines längeren und mühsamen Wegs, der uns weiterbringt, weil er uns zu einem ganz bewussten Akt, der im Kopf stattfindet, von der Hemmung wegführt und uns stattdessen einen Impuls gibt, der uns voranbringt. Es ist also am Anfang des Wegs wichtig, hemmende Einreden oder Selbsteinreden erst gar nicht in sich aufzunehmen und sie stattdessen, wie unser Beispiel zeigt, umzudrehen. Mit positivem Akzent versehen, werden sie dann zum Motor und zur Richtschnur unseres Handelns, die – kleine Schritte, große Wirkung – wesentlich dazu beitragen, ein so schwieriges und langwieriges Problem wie Adipositas ab sofort nicht mehr zu verdrängen, sondern Schritt für Schritt gemeinsam zu meistern.

Es gibt also eine ganze Reihe von kleinen, aber tollen Tricks, die Adipositas nicht mehr zum unabänderlichen Schicksal machen, Tricks, die beim Abnehmen helfen und die es erleichtern, das angestrebte Ziel der Gewichtsreduktion und ihre Stabilisierung mit der gebotenen Disziplin zu erreichen. Dazu zählt am Anfang des Wegs der kleinen Schritte, bestimmten Gewohnheiten und Mechanismen im Alltag, wie sie vorwiegend von den elektronischen Medien geprägt sind und viele Kinder und Jugendliche zu Bewegungsmuffeln mit gesundheitlichen Schäden werden lassen, zu entfliehen und zu reduzieren, wann immer dies möglich

> Konsequent sein wie Nina, aber auch Geduld haben wie sie: ermutigt und schützt vor Resignation.

> Auf dem Weg der kleinen Schritte: alles was hemmt, ändern und in positives Denken umwandeln.

ist. Was es mit diesem ganzen Medienensemble aus medizinischer Sicht auf sich hat, wie und welche Gesundheitsschäden durch unverhältnismäßig viel Mediennutzung bei Kindern und Jugendlichen entstehen und wie man die Schäden vermeiden bzw. beheben kann, soll uns im nächsten Abschnitt beschäftigen.

Der erste Schritt: Jeden Tag etwas weniger vor dem Fernseh-/Bildschirm und dafür eine kleine Belohnung

Wie die Medienumwelt mehr und mehr die natürliche Umwelt verdrängt.

Umgeben von Kassettenrecorder, Gameboy, Fernsehgerät und Computer wachsen Kinder heute auf. Der Medienkonsum von früher Kindheit an ist inzwischen so umfassend und von so nachhaltiger Wirkung, dass diese Medienumwelt auf alle Bereiche der Entwicklung des Kindes Einfluss nimmt und weitgehend die Einflüsse traditioneller Umwelten, der natürlichen, sozialen und kulturellen Umwelt, verdrängt.

Die Instanzen, die einst vorwiegend die Sozialisationsprozesse inhaltlich und funktionell geleistet haben – Familie, Schule, Kirche, gesellschaftliche Gruppierungen – sind weitgehend von den Massenmedien verdrängt worden.

Wie ein Medienexperte die heutige Situation sieht.

Professor Dr. Manfred Buchwald, bis 1996 als ARD-Intendant tätig, bringt ein Kernproblem auf den Punkt, nämlich den Verlust der wichtigen Individualkommunikation, wenn er in seiner Publikation „Medien-Demokratie – Auf dem Weg zum entmündigten Bürger" schreibt:

„In den Kindertagen des Fernsehens wurde das neue Medium als ‚Lagerfeuer der Familie' bezeichnet. Man versammelte sich vor dem Gerät, hatte ein gemeinsames Programmerlebnis und konnte sich darüber austauschen. Das Medium selbst führte zu vielfältigen Formen der weiterführenden Individualkommunikation. Das Medienerlebnis wurde verarbeitet und damit zum eigenen

Besitz. Solche für die Mündigkeit des Einzelnen höchst wichtigen und postkommunikativen Prozesse sind und werden immer weniger möglich ... Das Lagerfeuer der Familie ist erloschen. Über Zweit- und Drittgeräte wählt jeder sein eigenes Programm mit der Folge, dass man darüber nicht mehr miteinander sprechen kann. Womit noch einmal unterstrichen werden soll, dass mehr Massenkommunikation zum Verlust der besonders wichtigen Individualkommunikation führt."

Zugenommen haben in den 90er Jahren nicht nur die Fernsehzeiten der Kleinkinder, die sich in den folgenden Jahren zu Viel- und Exzessivnutzern des Fernsehens entwickeln, sondern unter Kindern und Jugendlichen auch die Zahl der Viel- und Exzessivnutzer von Computerspielen. Folgen dieses massiven Fehlverhaltens sowie der multimedialen Beschäftigung: gesundheitliche Schäden – neben Haltungsschäden und psychomotorischen Störungen (Sprachentwicklungsstörung) die Fettleibigkeit durch zu langes Sitzen vor dem Fernsehapparat und Computerbildschirm.

Folgen der Viel- und Exzessivnutzung neuer Medien

Um kein Missverständnis aufkommen zu lassen: Es geht hier nicht um die Verteufelung der neuen Medien, wohl aber aus erfahrungsmedizinischer Sicht um die dringend gebotene Empfehlung mit Hilfe der Medienpädagogik und des gesunden Menschenverstands Kinder und Jugendliche zum rechten Maß einer sinnvollen Mediennutzung hinzuführen, um Viel- und Exzessivnutzung und die daraus resultierenden Folgeschäden wie Adipositas vehement einzudämmen.

Den Eltern empfehle ich, die Hinführung zu dieser Selbstkontrolle und Selbstregulation, die als unerlässliche Fähigkeit ohnedies von adipösen Kindern und Jugendlichen entwickelt werden muss, wenn sie eine dauerhafte Reduzierung ihres Gewichts erreichen wollen, mit Lob und Anerkennung zu begleiten. Wie aber lobt man richtig?

TIPP

Der Tipp für den ersten Schritt in die richtige Richtung der Mediennutzung lautet daher: Ab heute schränke ich meinen Konsum von Fernseh-, Videofilmen und Computerspielen um wenigstens eine Stunde ein.

Auch das Lob basiert auf der Kunst der kleinen Schritte. Oft genügt schon ein Lächeln, ein Streicheln, ein In-den-Arm-Nehmen, ein Ermutigen und Hoffnungmachen. Dazu ebenfalls ein Tipp:

TIPP

Wichtig ist, sich mit dem, was das Kind tut, inhaltlich auseinander-zusetzen. Ein Lob wie etwa „da kannst du aber jetzt stolz sein, dass du es schaffst, jeden Tag eine Stunde weniger am Fernseher zu verbringen und ohne die Chipstüte auszukommen" ist für Kinder und Jugendliche weitaus hilfreicher, als wenn sie nur eine oberflächliche Bemerkung wie etwa „das ist gut" zu hören bekommen. Solch kurz-silbiges „Lob" kann auch nur Des-interesse spiegeln, und Kinder spüren das. Lob sollte daher stets Ausdruck eines Sich-Einfühlens sein, denn für Ihr Kind ist es wesentlich, dass Sie Ihre eigenen Gefühle und Empfindungen ausdrücken.

Besonders motivationsfördernd können auch kleine Belohnungen, Überraschungen und Geschenke sein, wobei es nicht so sehr auf den materiellen, sondern vielmehr auf den ideellen Wert der Gabe ankommt, die das Kind in seinem Bemühen stärkt und stolz macht. Da Ess- und Trinkbares keine Erziehungsmittel sind, sind derartige „Belohnungen" – vor allem süße – absolut tabu. Solche Dinge haben Sie inzwischen abgehakt und zählen zur Vergangenheit. Überraschen Sie Ihr Kind – auch der Vater sollte dabei sein – mit einem Besuch im Zoo oder mit einem tollen Badespaß, mit einem Ausflug in einen Erlebnispark, mit möglichst viel Bewegung, Spaß und Spiel, denn Spaß und Spiel bereiten nicht nur Vergnügen, sondern lenken auch die Gedanken vom Essen ab. Das hilft allen – den Kindern wie den Eltern – für eine bestimmte Zeit all das hinter sich zu lassen, was beengt und bedrückt, und begleitet positiv die Erkenntnis: gemeinsam schaffen wir's, die ganze Familie kann ihre Gewohnheiten verändern. Bei der Auswahl solcher Möglichkeiten und Überraschungen sind Ihrer Phantasie selbstverständlich keine Grenzen gesetzt. Sinnvolle Anregungen finden Sie auch in Freizeitführern für Familien mit vielen attraktiven Ausflugs-zielen. Bücher, die mehrere hundert solcher Attraktionen vorstellen, erhalten Sie schon für wenig Geld in jeder Buchhandlung.

Der zweite Schritt: Jeden Tag etwas mehr an der frischen Luft und dafür eine kleine Belohnung

Haben Sie Ihr Kind heute schon gelobt?

Auch Ihr Kind hat sich inzwischen von Ninas mutmachendem Weg anstecken lassen, hat das viele Sitzen vor dem Fernseher und den damit verbundenen Verzehr von Süßigkeiten und Chips ebenfalls reduziert. Einen Teil der Zeit, die Ihr Kind bisher zurückgezogen mit Fernsehen, Videos oder Computerspielen zugebracht hat, verwendet es nun darauf, mit Freunden spazieren zu gehen oder – eine gute Idee – den Hund der gehbehinderten Nachbarin auszuführen, die selbst damit große Mühe hat.

Der täglich fest geplante Spaziergang an der frischen Luft ist zugleich ein idealer Einstieg zur schrittweisen Verbesserung der Fitness. Im Sinne der Kunst der kleinen Schritte wecken Sie mit einem kleinen Zusatzschritt durch „Walking" die Freude an der Bewegung und führen so schrittweise an ein gezieltes Sportprogramm heran, mit dem wir uns intensiv noch an anderer Stelle beschäftigen (siehe Seite 129 ff.). „Walking" ist nichts anderes als „Gehen", aber es ist ein bewusstes, geplantes Gehen mit Trainingsanreizen für den gesamten Organismus.

Beteiligen Sie sich in Ihrer Freizeit möglichst ebenfalls am Walking. Es wird aufrecht und locker gegangen, die Beine, Arme und das Becken bewegen sich in einem gleichmäßigen, harmonischen Rhythmus. Das Tempo liegt etwas über dem Tempo eines normalen Spaziergängers, aber unter dem eines Joggers. Anders als beim Dauerlauf belastet – bedingt vor allem durch Übergewicht – Walking Gelenke und Bänder nicht übermäßig. Die Erfahrungsmedizin zeigt, dass die milde Belastung vor allem am Beginn der Gewichtsreduktion optimal ist. Walking fordert und stärkt alle Muskelgruppen, trägt somit ebenfalls zum Fettabbau bei. Wer viel walkt, geht aufrechter, wirkt damit Haltungs-

Mit Hilfe von Walking, einer Form von raschem Gehen, Freude an der Bewegung finden

Warum milde Belastung vor allem am Beginn einer Gewichtsreduktion optimal ist.

schäden entgegen oder trägt zum Abbau bereits entstandener Schäden bei, wie sie mehr und mehr durch das viele Sitzen vor dem Computer entstehen.

Erfahrungsgemäß zeigt sich auch hier, dass es sinnvoller ist, wenn Sie Ihrem Kind für jedes verschwundene Pfund eine Kleinigkeit schenken, zum Beispiel einen Igelball oder ein Sprungseil, statt ein großes Geschenk bei Erreichen des Sollgewichts in Aussicht zu stellen, das möglicherweise noch in weiter Ferne liegt. Und vergessen Sie nicht, Ihr Kind zu trösten statt zu beschimpfen, wenn sich hin und wieder noch kleine Ernährungssünden oder Misserfolge einstellen sollten. Schimpfen hilft in aller Regel kaum, sinnvoller ist es, wenn Sie Ihr Kind loben und immer wieder anspornen.

Der dritte Schritt: Jeden Tag eine Süßigkeit weniger und dafür eine kleine Belohnung

Gute Freunde in das Vorhaben einweihen

Zu den hilfreichen Tricks wie sie auch Nina empfiehlt, zählt auch, dass man in das Abnahmeprogramm, das gemeinsam mit professionellen Helfern und den Eltern abgestimmt wurde, auch gute Freunde einweiht; sie über die Entschlossenheit, abnehmen zu wollen, informiert, ebenso über das gesetzte Ziel, das mit dem Ziel- oder Sollgewicht erreicht werden soll.

Die anderen und damit auch die Freunde „nehmen dann für dich ab", wie es Nina nennt, indem sie zum Beispiel mithelfen, dass unnötige Versuchungen mit Süßigkeiten, Pralinen, Schokolade und was es sonst noch an Naschereien gibt, erst gar nicht entstehen.

Keine zu hoch gesteckten und unrealistischen Ziele setzen

Da zu hoch gesteckte und damit unrealistische Ziele meist nicht ans angestrebte Ziel, sondern aufgrund des Scheiterns nur zu Niedergeschlagenheit und Enttäuschung führen, die alles verschlimmern und den alten Teufelskreis wieder in Gang setzen, geht es auch nicht um den völligen Verzicht auf Süßigkeiten – und schon gar nicht von heute auf morgen.

Wir üben uns – Kinder wie Eltern – wie gesagt in der Kunst der kleinen Schritte und verlassen uns völlig darauf. Ähnlich wie es zum Beispiel in der Adventszeit jeden Tag etwas mehr Weihnachten wird, ist es auch hier im übertragenen Sinn, wenn wir die nötige Geduld aufbringen. Ich will daher – um im Bild zu bleiben – Weihnachten als Familienfest, an dem sich alle freuen, mal mit unserem Ziel vergleichen, weil sich da auch alle freuen – die/der Betroffene, die Eltern, die professionellen Helfer von FITOC, die Freunde –, wenn Schritt für Schritt, jeden Tag mit einer Süßigkeit weniger usw. etwas mehr „Weihnachten" wird, bis schließlich das Zielgewicht erreicht ist und stabil gehalten wird. Dieses „Weihnachten" wird dann zu einer anhaltenden Freude.

> **TIPP**
>
> Um die Lust auf „Süßes" zu befriedigen und Ihr Kind gleichzeitig zu belohnen, empfehle ich als Überraschung hin und wieder einen leckeren Obstsalat, ein Fruchteis oder Milchprodukte mit Früchten, ohne weiteren Zuckerzusatz zubereitet. Aus solchen Überraschungen entsteht ein kleiner Lernprozess, weil er zeigt, dass weniger Süßes beim Abnehmen hilft und lecker schmeckt, aber nicht dick macht.

Der Blick in den Spiegel – nur noch halb so schlimm

Rom – sagt man – wurde nicht an einem Tag erbaut! Alles braucht seine Zeit, hat das Recht auf seinen eigenen Rhythmus und sein eigenes Tempo. Um leckeres Obst und frisches Gemüse ernten zu können, müssen wir es zuvor wachsen und reifen lassen. Es braucht Zeit und wir Geduld, und niemand käme auf die Idee, zum Beispiel am Karottenstrauch zu ziehen, damit die Karotten schneller wachsen.

Wer geduldig ist, hat Zeit oder besser einen „langen Atem", damit sich alles entwickeln kann. Das gilt für uns selber ebenso wie im Umgang mit anderen Menschen, denn der wirklich menschenfreundliche Umgang lebt von der Fähigkeit zur Geduld.

Was sich entwickeln und bestehen bleiben soll, braucht einen „langen Atem".

Auch das aus dem Lateinischen stammende Wort „Patient" bezeichnet einen Menschen, der Geduld haben muss, bis er wieder gesund ist. Das gilt für ihn wie sein Umfeld. Die Hektik und Nervosität unserer Zeit dürfen uns nicht dazu verführen, Geduld mit uns und anderen zu verlieren – schon gar nicht bei einem so komplexen Problem wie der Adipositas.

Erste Erfolgsspuren werden sichtbar.

Wer Geduld hat, hat in der Regel auch Erfolg. Erste Erfolgsspuren werden nach der Beherzigung der ersten drei Schritte sichtbar, und der Blick auf die Waage und in den Spiegel zeigen es: Rock und Hose spannen nicht mehr, das Gesicht ist ebenfalls nicht mehr so rundlich. Auch die Eltern und Freunde bemerken es und freuen sich. Das ist wie Balsam für die Seele und macht neuen Mut.

Ich fange an wie Nina, mich selber zu mögen

Mit dem Schmelzen der ersten Pfunde wächst wie bei Nina die Selbstliebe, denn ohne gesunde Selbstliebe, die nicht mit Egoismus verwechselt werden darf, ist auch kein gesundes Selbstwertgefühl möglich.

Ein Mindestmaß an Selbstliebe gehört auch dazu und wirkt wahre Wunder.

Sich selbst mag man, wenn man mit sich zufrieden ist. Zufriedene Menschen kennen sich gut genug, wissen und haben erfahren, wo ihre Stärken, aber auch Schwächen liegen, und wie sie gegen ihre Schwächen noch ankämpfen müssen. Zufriedene Menschen, die sich mögen, wissen auch, wo ihre Grenzen liegen. Sie sind vertraut mit sich selbst, sie sind in ihrer Mitte. Aus einem solchen Gefühl lässt sich gut leben, an sich weiter arbeiten – ein sicherer Standort also. Das erklärt auch, weshalb Menschen, die mit sich im Reinen sind und mit Selbstbewusstsein zu sich stehen, gelassen, selbstsicher, aber auch selbstkritisch sind. Menschen, die sich mögen und selbstsicher sind, müssen auch nicht „jedem gefallen". „Wem ich nicht gefalle, der kann sich ja wegdrehen", sagt Nina heute selbstsicher und mit gesunder Selbstliebe. Sie weiß auch, welcher Umgang mit welchen Menschen sie fördert, wo sie Anerkennung und Verständnis findet. Sie muss sich nicht, um Beliebtheit zu gewinnen, an andere klammern, sich anbiedern und damit sich selbst aufgeben. Nina hat zu sich selbst gefunden, das macht sie sympathisch. Daher lädt Nina alle ein, die wie sie gegen dasselbe Problem anzukämpfen haben, sie auch weiterhin auf ihrem mutmachenden und erfolgreichen Weg zu begleiten.

Ich entdecke Selbstvertrauen und kann auf andere zugehen

Mit den ersten Erfolgen auf dem langen Pfad unseres Abnahmeprogramms wächst auch das Selbstvertrauen, das Schritt für Schritt die Oberhand über die frühere Unsicherheit, Angst und Resignation gewinnt.

Mehr und mehr wird klar: Nichts überzeugt auf Dauer so sehr wie der eigene Mut und die Zuversicht zu sich selbst.

Dieses Selbstvertrauen kennt keine Isolation mehr, die einstigen Minderwertigkeitsgefühle lassen nach, aus dem schüchternen, scheuen und selbstunsicheren Kind oder Jugendlichen, von anderen gehänselt und in die Ecke gestellt, wird mehr und mehr ein Mensch mit Selbstbewusstsein, der auf andere zugeht, ihnen und sich selbst voll Selbstvertrauen zurufen kann: „He du, gib nicht auf! Es ist schwer, aber du wirst es schaffen!"

Selbstsicherheit gewinnt die Oberhand über einstige Unsicherheit, Angst und Resignation.

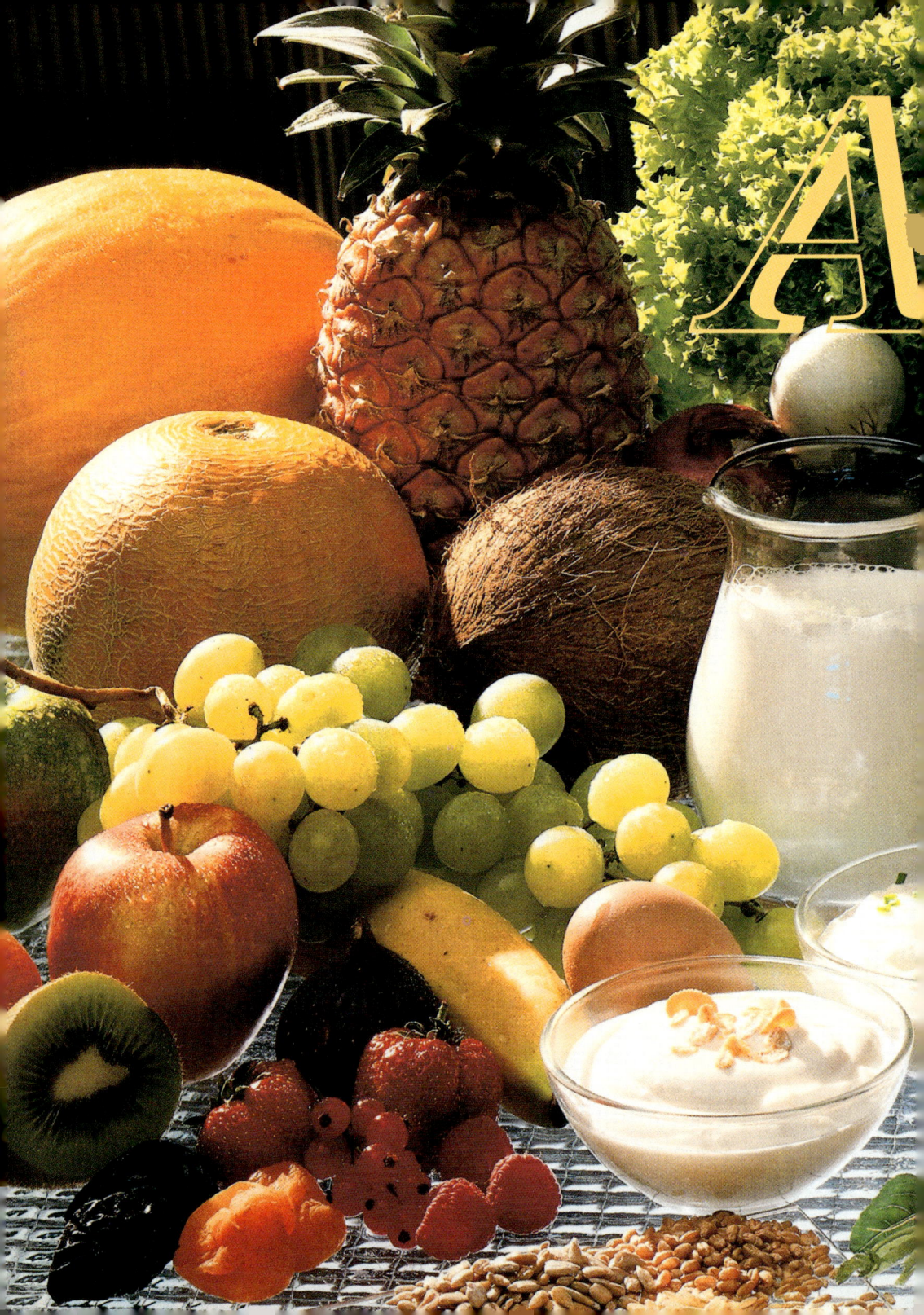

A

Grundlagen für richtige und gesunde Ernährung

„Richtige Ernährung von Anfang an ist eine entscheidende Voraussetzung für Gesundheit und Leistungsfähigkeit in Kindheit, Jugend und Erwachsenenalter. Andererseits sind die Auswirkungen von Ernährungsfehlern umso schwerwiegender, je jünger Kinder sind. Viele Erkenntnisse aus Medizin und Ernährungswissenschaften sprechen heute dafür, dass die Vorbeugung ernährungsabhängiger Krankheiten möglichst schon im Kindesalter beginnen sollte. Es ist deshalb eine lohnende Aufgabe, für eine ausgewogene und gesunde Ernährung von Kindern zu sorgen", so Prof. Dr. Gerhard Schöch im Vorwort zu dem Ratgeber „Gesund genießen – Ernährung für Kinder". Und er fährt fort: „Eine besonders günstige Phase für eine wirksame Ernährungserziehung ist das Kindergarten- und frühe Schulalter. In diesem Alter sind die Kinder besonders aufnahmebereit und Neuem gegenüber aufgeschlossen. Hinzu kommt, dass heute viele Eltern gerade in diesem Altersabschnitt großes Interesse an Ernährungsfragen zeigen."

Aus erfahrungsmedizinischer Sicht, wie ich sie in der langjährigen und interdisziplinären Praxis im Rahmen des Freiburger Programms gewinnen konnte, liegt diese Auffassung ebenfalls FITOC zugrunde, denn Vorbeugen ist besser als Heilen, lautet auch unsere Devise.

Besonders günstige Phase für wirksame Ernährungserziehung: das Kindergarten- und frühe Schulalter

81

Wie es auch Nina sieht: So früh wie möglich müssen Kinder wissen, was Ernährungssünden sind und welche Auswirkungen sie haben.

Auch Nina weiß das aus leidvoller Erfahrung, wenn sie heute sagt: „Je früher die nötigen Schritte erfolgen, entweder mit Hilfe der Eltern oder durch professionelle Hilfe von außen, desto besser, weil man so früh wie möglich als Kind, das zu Übergewicht neigt oder bereits übergewichtig ist, wissen sollte: Wenn ich jetzt Schokolade esse, dann werde ich noch dicker. Je früher man also erfährt, wo die Probleme liegen, und je früher man lernt, was richtige Ernährung ist und welche Auswirkungen Ernährungssünden haben, umso besser."

Es geht im Hinblick auf eine gesunde Ernährung also auch darum, dass Kinder schon früh lernen müssen, was ihnen nützt und schadet, denn die meisten sind geradezu wild auf Fettes und Süßes: Nutella am Morgen und am liebsten fingerdick auf Weißbrot, Schokoriegel und Kekse in der großen Pause, tagsüber Hamburger, Cheeseburger, Pommes frites, Pizza, Curry-Wurst, jede Menge Chips und dazu am besten Cola, gezuckerte Säfte und bunte Limonaden, das sind aus Kindersicht kulinarische Hochgenüsse – leider sehr kalorienreich, aber arm an Nährstoffen. Und der Überschuss an Fett lässt schon bald grüßen: Auf den Rippen, dem Bauch, Po und Oberschenkeln setzt es sich bevorzugt fest, denn wer viel Fett isst, setzt auch reichlich Fett an. Damit es aber erst gar nicht dazu kommt bzw. das bereits durch Übergewicht eingetretene Problem nicht noch vergrößert und verschärft wird, sollten Kinder zur Vermeidung von Fehlernährung in einem wichtigen Schritt für gesunde Ernährung zuallererst ein richtiges Gefühl für Fett bekommen.

„Hochgenüsse" für Kinder: leider häufig zu fett, zu süß und zu allem Überfluss auch noch nährstoffarm

Fett fühlen lernen – mit den Augen von Kindern

Fette liefern lebensnotwendige Fettsäuren und sind wichtige Träger der fettlöslichen Vitamine, aber als hochkonzentrierte Energiequelle auch „gewichtige" Energielieferanten, die es in sich haben, denn ein Gramm Fett enthält doppelt so viele Kalorien wie Eiweiß oder Kohlenhydrate. Deshalb sind sie auch so „hinterlistig" – ehe man sich's versieht, ist man zu tief ins Fettnäpfchen getreten und hat das zulässige Quantum überschritten. Was nämlich nicht in Energie umgewandelt, also verbrannt wird, setzt sich als Fett fest.

Um zu häufige und zu tiefe Tritte ins Fettnäpfchen zu vermeiden, muss mit Fetten sparsam umgegangen werden. Ebenso wichtig ist die Wahl des richtigen Fettes.

Was *greifbar* ist, kann auch von Kindern schon in frühem Alter am ehesten *begriffen* werden. Es ist daher sinnvoll, wenn Sie möglichst früh schon bei Ihrem Kind mit Hilfe *sichtbarer Fette*, die es wie z. B. Butter, Rahm, fettes Fleisch, fette Sauce, Schmalz und Öl auch anfassen, greifen und *begreifen* kann, Problembewusstsein schaffen. So können Sie Ihrem Kind ein sicheres Gefühl für Fett, Fettes und Fettmachendes vermitteln, indem eine ganz konkrete Vorstellung von Fett entwickelt wird. Dies kann einmal durch die Angabe von anschaulichen Mengeneinheiten geschehen wie die Angabe „enthält einen Esslöffel Fett" oder über das Fühlen von Fett, indem das Kind seinen Finger z. B. in Bratenfett taucht. So können Sie ihrem Kind ein sicheres Gefühl für Fett, Fettes, Fettmachendes vermitteln, indem es so eine ganz konkrete Vorstellung von Fett als Menge bekommt, mit dem es vorsichtig bzw. sparsam umzugehen gilt, denn was sich fettig anfühlt, wie z. B. Bratenfett am eingetauchten Finger, kann auch fett machen.

In einem weiteren Schritt ist dann auch leichter die Vorstellung von *verborgenen Fetten* zu vermitteln, wie sie z. B. in Schokolade, Kuchen, Gebäck, Pommes frites, Paniertem, Käse, Kartoffelchips, Wurst, Fleisch enthalten sind.

Warum Fett so „hinterlistig" ist: Ein Gramm enthält doppelt so viele Kalorien wie Eiweiß oder Kohlenhydrate.

Was Kinder greifen können, ist ihnen auch am ehesten begreifbar.

Verborgene Fette

Wie viel Gramm „sichtbare" und „verborgene Fette"
sind in den Lebensmitteln versteckt?

Beispiele, die nahe bringen, welche Mengen an „sichtbaren" und „verborgenen" Fetten in den gebräuchlichsten Lebensmitteln enthalten sind.

Lebensmittel	Gramm „sichtbares" Fett in 100 g verzehrbarem Anteil
Speiseöl	99
Schmalz	100
Butter	83
Margarine	81
Speck, fett	88
Speck, druchwachsen	65

Lebensmittel	Gramm „verborgenes" Fett in 100 g verzehrbarem Anteil
Schweinefleisch (mager, z. B. Filet)	10
Schweinefleisch (mittelfett, z. B. Bauch)	42
Rindfleisch (Rostbraten)	16
Flussaal	24
Hering	18
Haselnüsse	61
Walnüsse	64
Mayonnaise	80
Remoulade	50
Mettwurst	51
Leberwurst	41
Kartoffelchips	40
Pommes frites	12
Sahnetorte	25
Schlagsahne	32
Vollmilchschokolade	30
Emmentaler Käse (45 % Fett i. Tr.)	30
Camembert (45 % Fett i. Tr.)	23

Es geht also auch hier um das sichere Gespür und ein solides Grundwissen für Ihr Kind, nicht aber um eine generelle Verteufelung von Fett, denn Fett ist nicht gleich Fett und es geht wie gesagt immer auch um die Wahl des richtigen Fettes. Daher an dieser Stelle ein paar Bemerkungen über bestimmte Fettarten.

Sicheres Gespür und solides Grundwissen für Ihr Kind

Das ist drin an Fetten im Essen – und so wirkt es

Ungefähr 80 % der Fette bestehen aus Fettsäuren. In unserem Körper gibt es Hunderte unterschiedlicher Fettsäuren, die ebenso unterschiedliche Aufgaben haben. Drei Grundarten mit unterschiedlicher chemischer Struktur und Wirkungsweise wollen wir etwas genauer ansehen: gesättigte Fettsäuren, einfach ungesättigte Fettsäuren und mehrfach ungesättigte Fettsäuren.

Gesättigte Fettsäuren: Die Kohlenstoff-Atome sind bei gesättigten Fettsäuren alle mit Wasserstoffatomen besetzt, können also keine weiteren aufnehmen und heißen entsprechend „gesättigt". Solche Fettsäuren sind typisch für tierische Fette, im Stoffwechsel träge und „zufrieden", wenn sie u. a. auf den Rippen, am Bauch, auf den Hüften oder am Oberschenkel landen und den Blutfettspiegel (Cholesterinspiegel) außerdem noch in die Höhe treiben.

Drei Grundarten von Fetten mit unterschiedlicher Struktur und Wirkungsweise

Einfach ungesättigte Fettsäuren: Diese Fettsäuren können etwas mehr Wasserstoff aufnehmen und sind daher im Stoffwechsel reaktionsfreudiger. Sie treiben den Cholesterinspiegel nicht in die Höhe, haben stabilisierende bzw. Schutzwirkung.

Mehrfach ungesättigte Fettsäuren: Mehrfach ungesättigte Fettsäuren können noch mehr Wasserstoff aufnehmen. Sie haben bei der Reduzierung des Cholesterins im Blut eine unterstützende Wirkung.

Gesättigte Fettsäuren kommen hauptsächlich in tierischen Produkten vor, z. B. im Rind-, Kalb- und Schweinefleisch, ebenso in

Eiern und Milchprodukten wie Butter und Käse. Kokosfett und Palmöl enthalten auch reichlich gesättigte Fettsäuren. Sie erhöhen den Cholesterinspiegel im Blut und damit das Risiko, in späteren Jahren an Herzinfarkt oder Arteriosklerose zu erkranken. Gleichzeitig können sie – in hohen Mengen aufgenommen – das Immunsystem schwächen und das Krebsrisiko erhöhen. Auf der anderen Seite ist Fett in der Nahrung Träger fettlöslicher Vitamine sowie von Geschmack- und Aromastoffen. Letztere machen das Fett und damit hergestellte Lebensmittel zum beliebten Lebensmittel.

Einfach ungesättigte Fettsäuren finden sich zu großen Anteilen in Rapsöl, Olivenöl, Erdnussöl und Sesamöl. Forschung und Praxis belegen, dass Öle, die reich an einfach ungesättigten Fettsäuren sind, LDL-Cholesterinwerte (das ist das „schlechte" Cholesterin) senken helfen, dabei auf HDL (das „gute" Cholesterin) keine Auswirkung haben. HDL (in der Fachsprache die Abkürzung für **H**igh **D**ensity **L**ipoprotein) wird deshalb als „gutes" Cholesterin bezeichnet, weil es schützend wirkt. Es hält Cholesterin von den Herzkranzarterien fern und befördert es weiter. LDL (Abkürzung für **L**ow **D**ensity **L**ipoprotein) wird deshalb als „schlechtes" Cholesterin bezeichnet, weil es sich mit anderen Stoffen im Blut verbindet, sich an den Wänden der Herzkranzarterien absetzt und so zur Bildung von komplexen arterienverstopfenden Ablagerungen – Plaques genannt – beiträgt.

Mehrfach ungesättigte Fettsäuren sind in Getreide, Samen, Nüssen, Sojaprodukten wie Tofu und in Gemüse enthalten. Dazu gehören auch die essentiellen Fettsäuren, die vom Körper nicht selbst hergestellt werden können. Deshalb müssen sie unbedingt mit der Nahrung aufgenommen werden. Sie werden für eine angemessene Fettspeicherung und für die Gesundheit der Zellen gebraucht, sind generell in einer gesunden und ausgewogenen Nahrung enthalten. Die unten stehende Tabelle „Fetterkennung

„Gutes" und „schlechtes" Cholesterin, und was man dazu wissen muss

leicht gemacht" schafft einen guten Überblick zur besseren Einschätzung gebräuchlicher Fette. Sie gibt jeweils den prozentualen Anteil gesättigter, einfach ungesättigter und mehrfach ungesättigter Fettsäuren in jeder Fett- bzw. Ölsorte an – verglichen mit den Fetten in der Butter.

Fetterkennung leicht gemacht

So können Sie die Fette in Ihrem Küchenschrank besser einschätzen. Mit dieser Tabelle für gebräuchliche Nahrungsmittelfette und -öle wissen Sie auf einen Blick Bescheid.

Fettsäuren	gesättigt	einfach ungesättigt	mehrfach ungesättigt
	(%)	(%)	(%)
Butter	68	24	4
Distelöl	99	12	74
Erdnussöl	19	46	30
Kokosöl	86	6	2
Maisöl	13	24	59
Olivenöl	14	72	9
Rapsöl	7	60	30
Sesamöl	15	40	40
Sojaöl	15	23	58
Sonnenblumenöl	11	21	68

Auf einen Blick die nötige Sicherheit bei Fetten

Da Lebensmittel tierischer Herkunft außer gesättigten Fettsäuren auch oft reichlich Cholesterin enthalten, führt ein verringerter Verzehr von gesättigten Fettsäuren gleichzeitig zu einer erwünschten Senkung der Cholesterinzufuhr und der Triglyceride im Blut.

Umfragen bestätigen ebenfalls, dass Übergewichtige mehr Kalorien aus Fetten mit einem hohen Anteil gesättigter Fettsäuren, schlanke Menschen hingegen die meisten ihrer Kalorien aus

TIPP

Gehen Sie insgesamt sehr sparsam mit Fett um. Auch gesunde Fette enthalten viel Energie. Bevorzugen Sie Nahrungsmittel, die reich an ungesättigten Fettsäuren sind wie Avocados, Hülsenfrüchte, Soja-produkte und Mais. Reduzieren Sie deutlich oder ersetzen Sie Fleisch und Wurstwaren durch Köstlichkeiten aus der Fischecke. Eine reiche Auswahl an magerem Fisch gibt es heute auch preiswert im Supermarkt. Wenn wir z. B. neben Kohlenhydraten – Kartoffeln, Reis – mageren Meeresfisch zu uns nehmen, haben weit weniger Dickmacher eine Chance.

Positive Auswirkung auf den Stoffwechsel, wenn Fette durch Kohlenhydrate oder Proteine ersetzt werden.

Fetten mit einem hohen Anteil ungesättigten Fetten, Kohlenhydraten und Proteinen (Eiweißen) beziehen. Dieser wesentliche Unterschied erklärt zum großen Teil, weshalb Übergewichtige ständig mit ihrem Gewicht kämpfen, während andere Menschen ohne große Mühe rank und schlank zu bleiben scheinen. Fette im Essen haben wie gesagt eine größere Tendenz als Fette im Körper abgelagert zu werden. Forschung und Praxis belegen zudem, dass es für den Körper viel einfacher ist, Fett zu speichern als Kohlenhydrate oder Proteine. Die Speicherung von Fett hat einen sehr hohen energetischen Wirkungsgrad. Man schätzt, dass nur etwa 3–5 % der in Fett enthaltenen Kalorien verbrannt werden müssen, um es zu speichern, während es bei Kohlenhydraten etwa 25–27 % sind. Fette durch Kohlenhydrate oder durch Proteine zu ersetzen, hat außerdem eine positive Auswirkung auf den Stoffwechsel.

Bei der Nahrungsaufnahme wird die Bildung von Wärmeenergie (nahrungsinduzierte Thermogenese) durch vorübergehende Anregung des Stoffwechsels ausgelöst, die hilft, Nährstoffe zu verdauen und ausreichend für Körperfunktionen bereit zu stellen. Die o. g. Thermogenese ist am stärksten nach einer Haupt- oder Zwischenmahlzeit, die reichlich komplexe Kohlenhydrate und eine gemäßigte Menge Eiweiß enthält, jedoch weitaus geringer nach einer fettreichen Mahlzeit.

Deshalb sprechen viele Ernährungswissenschaftler von komplexen Kohlenhydraten und Eiweiß als „wärmeerzeugenden" Nahrungsmitteln. Wer solche Speisen zu sich nimmt, kann entsprechend mehr Kalorien verbrennen. Um den Vorgang bildlich zu veranschaulichen: Die Flamme wird größer und verschlingt den Brennstoff schnell und wirkungsvoll. Nimmt Ihr Kind eine Mahlzeit oder Zwischenmahlzeit zu sich, die viel Fett enthält, ist es so – um im Bild zu bleiben –, als ob statt trockener, knisternder Blätter feuchtes Anzündmaterial verwendet wird. Das Feuer verbrennt es nicht so leicht, und das Ergebnis ist mehr Rauch als Hitze.

Panade, Pelle, Pommes – das teuflische Dreigestirn

In Deutschland, Österreich und in der Schweiz werden pro Kopf und Jahr fast 70 Kilogramm Fleisch und Wurst verzehrt. Das sind fast 200 Gramm täglich – entschieden zu viel. Ebenso nimmt jede/jeder im Durchschnitt 150 Gramm Fett zu sich. Die Deutsche Gesellschaft für Ernährung (DGE) hält 60–90 Gramm je nach Konstitution pro Kopf und Tag für angemessen!

Da Fleisch häufig paniert, fette Wurst in Pelle und mit Pommes frites verzehrt wird, setzt dieses Dreigestirn dem Fetteinbau in Bauch, Hüften und Oberschenkeln die Krone auf : Die Fehlernährung ist für jeden perfekt, der sich solche „Genüsse" auf Dauer gönnt.

Zudem enthalten tierische und salzreiche Lebensmittel wie Pizza, Hamburger, fette Bratensaucen, Mayonnaise, Kartoffelchips und Salzstangen häufig große Mengen an Kochsalz. Dies bewirkt, dass im Körpergewebe vermehrt Wasser eingelagert wird. Nach und nach kann dies bei bestimmter Veranlagung und Übergewicht zu Bluthochdruck und Herz-Kreislauferkrankungen führen.

Diese komplette Fehlernährung – zu viel Energie, zu viel Fett – ist die Ursache dafür, dass es fast unmöglich wird, Körpergewicht zu reduzieren.

Kurz gesagt, das Ansetzen von Körperfett nach Essen von Panade, Pelle, Pommes frites kann erstaunlich leicht sein. Und jedes Mal,

> **TIPP**
>
> Mit jeder fettarmen Mahlzeit kann sich tagtäglich die zusätzliche Kalorienverbrennung als allmählicher, aber deutlicher Gewichtsverlust auswirken, d.h. bei Reduzierung der Fettmenge kann ein durchschnittlich aktiver Mensch Körperfett loswerden ohne zu hungern.

Zu hoher Verzehr an Fleisch und Wurst

TIPP

Von *FETT* nach *FIT* empfehle ich als grundsätzliche Richtlinie. Fettreiche Produkte sollten ganz bewusst reduziert werden. Ich empfehle ein Umsteigen auf fett- und kalorienarme Frischprodukte, Gemüse und Obst, die neben wichtigen Vitaminen, Mineralstoffen und Spurenelementen auch wertvolle Ballaststoffe enthalten (siehe dazu auch Seite 91, 98 f.).

wenn derartig fett gegessen wird, nehmen die Fettdepots zu. So wird es allmählich immer schwerer, das Körperfett dauerhaft loszuwerden. Es kommt noch ein weiteres Problem hinzu.

Eine fette Wurst ist oft schneller verzehrt als ein großer Teller mit Salat. Auch nehmen so fettreiche Nahrungsmittel wie Wurst im Magen viel weniger Platz ein als ein leckerer Salat. Die Folge ist, dass man vom Fettreichen in kurzer Zeit weit mehr isst als von kalorienärmeren und ballaststoffreichen Nahrungsmitteln.

Was Sie als Eltern sonst noch über Nährstoffe wissen sollten

Mit Fetten, ihren Grundarten, ihren Funktionen und Eigenschaften vor allem bei Übergewichtigen haben wir uns bereits ausführlich beschäftigt. An dieser Stelle daher noch ein paar wichtige Bemerkungen zu zwei anderen Nährstoffen: Eiweiß und Kohlenhydraten.

Eiweiß auch *Protein* genannt ist der Baustein aller lebenden Organismen. Bei der Verbrennung von einem Gramm im Körper werden vier Kilokalorien (kcal) Energie erzeugt. Zur Erinnerung: Bei Fetten ist der Kaloriengehalt doppelt so hoch wie der von Eiweiß. Protein ist Bestandteil von Muskeln, Organen, Blut und Enzymen.

Eiweiß – es muss nicht immer tierisches sein, auch pflanzliches ist sehr wertvoll.

Da unsere Körperzellen ständig absterben, aufgebaut und erneuert werden, brauchen sie eine regelmäßige Versorgung mit Eiweiß. Dabei kommt es nicht nur auf die Mengen, sondern auch auf die Art des Proteins an. Wenn das Nahrungseiweiß dem körpereigenen Eiweiß sehr ähnlich ist, spricht man von hoher biologischer Wertigkeit. Je höher diese Wertigkeit ist, desto weniger Eiweiß benötigen wir zum Aufbau und Erhalt des körpereigenen Proteins. Tierisches Eiweiß findet sich in Fleisch- und Wurstwaren, in Fisch, Eiern, Milch und Molkereiprodukten. Magere Nahrungsmittel sind meist proteinhaltiger als Fette, ihr Eiweiß lässt sich am besten in körpereigenes umsetzen. Aber auch das Eiweiß der Pflanzen ist sehr wertvoll.

Kohlenhydrate sind vorwiegend in pflanzlichen Lebensmitteln enthalten und bilden eine umfangreiche Klasse organischer Verbindungen, zu denen Zuckerarten, Stärke, Zellulose, Glykogen und Inulin (in Pflanzenknollen enthaltenes Kohlenhydrat) gehören. Neben Fett sind Kohlenhydrate die wichtigsten Energieproduzenten. Sie liefern dem Körper am schnellsten die Energie, die er braucht: Bei der Verbrennung von einem Gramm werden vier Kilokalorien Energie erzeugt. Man unterscheidet komplexe und einfache Kohlenhydrate. Zu den ersteren gehören die Stärke und Ballaststoffe, zu den letzteren der Haushaltszucker. Stärkehaltig und ballaststoffreich sind Brot, Teigwaren, Kartoffeln und Gemüse. Diese Nahrungsmittel liefern auch viele Vitamine und Mineralstoffe; sie sind daher zu empfehlen. Haushaltszucker ist reichlich in Süßigkeiten und Gebäck versteckt.

Abgesehen davon, dass diese Lebensmittel wenig Nährstoffe enthalten, sind sie meist noch mit viel Fett bestückt. Auch Alkoholika enthalten Kohlenhydrate.

Laut einer Studie des Forschungsinstituts für Kinderernährung verzehren unsere Kinder täglich im Durchschnitt etwa 60–70 Gramm Zucker. Rund $^1/_4$ dieser Menge stammt allein aus gesüßten Getränken, der Rest aus Süßigkeiten und Puddings. Mit einem Nutella-Brot, einem Fruchtjoghurt (150 g), einem Glas Limonade und einem Riegel Schokolade zusammen werden bereits über 50 Gramm Zucker aufgenommen und im

Kohlenhydrate, Vorkommen und unterschiedliche Struktur

TIPP

Vorsicht auch bei Süßem! Zucker ist nicht nur Bestandteil in Süßigkeiten, sondern versteckt sich auch in anderen Nahrungsmitteln und Getränken, wie z. B. in Limonaden, Cola, Fruchtjoghurts, Ketchup und Ähnlichem. Lassen Sie sich nicht täuschen von Bezeichnungen wie Fruktose (Fruchtzucker), Dextrose und Glukose (Traubenzucker), Laktose (Milchzucker), Maltose (Malzzucker), Maltodextrin und Glukosesirup. Diese Stoffe haben biochemisch gesehen dieselben negativen Wirkungen wie normaler Haushaltszucker (Saccharose). Im Durchschnitt sollten nicht mehr als 10 % der täglich aufgenommen Nahrungskalorien aus Zucker stammen. Das sind je nach Alter des Kindes zwischen 40 und 50 Gramm (4–5 Eßlöffel).

Übrigen damit auch die täglich empfohlene Zufuhrmenge der Deutschen Gesellschaft für Ernährung (DGE) überschritten.

Wo Zucker sich verbirgt

Süßigkeiten		Zuckeranteil in Zuckerwürfeln *	Zuckeranteil in %
1 Tüte Gummibärchen	250 g	77	77
4 Gummibärchen	8 g	2,5	77
1 Bonbon	5 g	2	97
1 Schokokuss	20 g	5	ca. 65
1 Riegel Schokolade	17g	4	ca. 57
1 Riegel Kinderschokolade	12,5 g	3	ca. 56
1 Milchschnitte	30 g	4	ca. 33
1 Schokoriegel	62,5 g	14	56
1 Fruchteis	40 g	5	bis 32
1 Kugel Milchspeiseeis	50 g	3	ca. 14
1 Fruchtjoghurt	150 g	7	ca. 12
2 TL Instant-Kakao	5 g	1,5	ca. 75
1 TL Nuss-Nugat-Creme	10 g	2	55
1 Portion Cornflakes	30 g	1,5	10
1 EL Ketchup	15 g	2	bis 33
1 Glas Limonade	0,2 l	8	ca. 10
1 Glas Cola	0,2 l	8	ca. 10

* 1 Zuckerwürfel = 2,5 Gramm

Ist Zucker gut für die Nerven?

Von Eltern, die ich vor Fett und Süßem warne, werde ich immer wieder gefragt, ob Zucker denn nicht gut für die Nerven sei. So sagte mir vor kurzem noch eine Mutter, dass ihre Tochter zwischendurch immer etwas Süßes brauche, da sie sonst sehr nervös werde. Subjektiv gesehen hat diese Mutter recht, denn Zucker hat den Vorteil, dass er sehr schnell ins Blut gelangt.

Aufgrund der Insulinausschüttung wird er sofort in die Zellen und ins Gehirn transportiert und damit zur Energiegewinnung eingesetzt. Gleichzeitig sinkt dadurch aber auch der Blutzuckerspiegel schnell wieder ab, was sich in Nervosität und mangelnder Konzentration äußert und die Gier nach Süßem aufs Neue entfacht. Und wieder einmal hat unser Dickmacher-Teufel einen Kreis gezogen.

Immer wieder hört man, dass Traubenzucker gut für Kinder ist. Traubenzucker hat zwar den Vorteil, sehr schnell ins Blut zu gelangen und dort den Blutzuckerspiegel anzuheben, liefert aber genau wie normaler Zucker nur leere Kalorien. Er dient daher nur dem Naschen. Vor einer anstrengenden Klassenarbeit z. B. ist es weitaus besser, einen Apfel oder ein Vollkornbrötchen zu essen, um so einen zu starken Abfall des Blutzuckerspiegels zu verhindern und nicht mangelnde Konzentration zu riskieren.

Immer wieder werde ich von Eltern auch nach idealen Durstlöschern gefragt. „Wasser ist das Allerbeste", schrieb der Lyriker Pindar schon vor 2500 Jahren in einer seiner Oden zu Ehren der damaligen olympischen Sieger, und er meinte damit, dass Wasser das Gesündeste sei. An dieser Auffassung hat sich eigentlich bis heute nichts geändert, denn Wasser – Leitungs- oder Mineralwasser – zählt nach wie vor zu den besten Durstlöschern. Da Leitungswasser außerdem das am besten untersuchte Lebensmittel ist, braucht man sich um die Qualität des Wassers keine Gedanken zu machen. Darüber hinaus sind Saftschorle oder ungesüßte Tees als gute Durstlöscher vorzüglich geeignet. Limonaden und Fruchtnektare hingegen sind aufgrund ihres

TIPP

Zucker und Süßes sind keine Nervennahrung – ganz im Gegenteil. Sie belasten im Übermaß genossen den Stoffwechsel und die Bauchspeicheldrüse. Um Ihrem Kind eine gute Konzentration in der Schule zu ermöglichen, ist es wichtig, dass es keine Einfachzucker, sondern viele komplexe Kohlenhydrate, z. B. Vollkornprodukte, rohes Gemüse und Obst, erhält. Diese Kohlenhydrate gelangen nur langsam, aber stetig in die Blutbahn und in die Zellen, und es kommt nicht zu starken Schwankungen des Blutzuckerspiegels und damit verbundener Nervosität und mangelnder Konzentration.

TIPP

Schorle oder verdünnte Getränke sind immer besser als purer Saft. Die Umstellung sollte Schritt für Schritt erfolgen. Wichtig ist, dass es den Kindern noch schmeckt, weniger Süßgeschmack gefordert wird und nötig ist. „Weniger süß" kann durchaus trainiert werden!

hohen Zuckergehalts weniger geeignet. Auch reiner Fruchtsaft weist einen relativ hohen Eigenzuckergehalt auf und sollte deshalb verdünnt mit Wasser angeboten werden.

Auch Cola sollte für Kinder als Durstlöscher nicht eingesetzt werden, da sie sehr viel Zucker und zudem Coffein enthält. Fassen wir zusammen:

- Eine höhere Zufuhr an Energie als der Körper verbraucht, steigert nicht die körperliche und geistige Leistungsfähigkeit, sondern führt auf Dauer nur zu Übergewicht.
- Um an Körpergewicht abzunehmen, ist es wichtig, so wenig Fett wie möglich mit der Nahrung aufzunehmen.
- Süßigkeiten, Süßspeisen, Kuchen, Eiscreme und Knabbereien sind Genussmittel und sollten nicht regelmäßig und wenn, dann nur in geringen Mengen verzehrt werden. Sie sollten auf keinen Fall eine ausgewogene Mahlzeit ersetzen!
- Mit einer abwechslungsreichen und appetitlich zubereiteten Mischkost ernähren Sie sich und Ihre Kinder gesund.
- Ein abwechslungsreiches Frühstück ist die wichtigste Starthilfe für den Schultag Ihres Kindes ebenso wie für Ihren Berufsalltag.
- Eine gute Pausenverpflegung vermeidet Heißhunger zur Mittagszeit.
- Die Kinder sollten zu jeder Mahlzeit und zwischendurch energiearme Getränke zu sich nehmen. Eine zusätzliche Flüssigkeitsaufnahme ist notwendig, wenn die Kinder Sport treiben. Die Speisen sollten nicht zu süß, zu sauer oder zu scharf gewürzt sein.

Die vier letztgenannten Punkte führen uns zugleich zu einem weiteren wichtigen Abschnitt:

Bewusst essen und trinken – Schritt für Schritt bisherige Gewohnheiten ändern

Wie wir wissen, darf der Körper nicht mehr Nahrungsenergie erhalten, als er für seine Funktionsfähigkeit und Regeneration benötigt. Überschüssige Nährstoffe hingegen werden durch den Stoffwechselprozess in Körperfett umgewandelt. Über den Magen-Darm-Trakt gelangen diese Nährstoffe in die Blutbahn und statt am chemischen Umsetzungsprozess zur Energieerzeugung mitzuwirken, werden sie in Form von Fetten eingelagert. Voraussetzung für eine dauerhafte Gewichtsabnahme, wie sie auch Nina erreicht hat und weiterhin dafür kämpft, ist daher nichts anderes als die mit der Nahrung aufgenommene Energie zu reduzieren und gleichzeitig den Energieverbrauch durch zusätzliche Bewegung (siehe Seite 17) zu erhöhen. Fazit und heute an Nina zu sehen: Bei einer derartig veränderten Energiebilanz wird dem Körper überschüssige Nahrungsenergie vorenthalten, die er sonst als Fett speichern würde, und deshalb ist der Körper gezwungen, einen Teil seines Energiebedarfs aus den bereits vorhandenen Fettdepots zu decken, und verliert so an Gewicht. Wer daher abnehmen und dies mit anhaltendem Erfolg erreichen will, muss über seine Bewegungsgewohnheiten hinaus, wie sie eingehend im Kapitel „Flitzen statt sitzen" Seite 129 ff. beschrieben sind, zunächst seine Ess- und Trinkgewohnheiten grundlegend ändern, denn Energieüberschuss ist, um es einmal mehr zu unterstreichen, der wichtigste veränderliche Faktor, der das Körpergewicht beeinflusst.

Gewichtsreduktion wie sie auch Nina erreicht hat und stabil hält: mit weniger Nahrung, mehr Bewegung

Da die Essgewohnheiten und das Essverhalten der Eltern auch die Ernährungsgewohnheiten des Kindes prägen, bedarf es kaum des Hinweises, dass die Vorbildfunktion der Eltern an oberster Stelle stehen sollte, wenn Sie Ihrem Kind beim Bewältigen seines Gewichtsproblems helfen wollen. Wie auch die Erfahrung zeigt, ist der geeignetste und beste Weg der, wenn Sie mit gutem Bei-

Auf die Vorbildfunktion der Eltern kommt es an: Sie prägen mit ihrem Essverhalten auch die Ernährungsgewohnheiten ihrer Kinder.

spiel vorangehen, Ihre eigenen bisherigen Ernährungsgewohnheiten – auch das Trinken – kritischer als bisher sehen und dickmachende Verhaltensweisen grundlegend ändern bzw. umstellen.

Es ist also eine lohnende Aufgabe, im Sinne unserer Kunst der kleinen Schritte und mit Hilfe Ihrer Vorbildfunktion eingeschliffene Gewohnheiten zu ändern und das Neue zu stabilisieren. Vermeiden Sie es möglichst ab heute selber, zwischendurch nach Knabber- und Süßzeug zu greifen, und wenn Sie beim Bäcker Ihr Brot holen, verzichten Sie darauf, sich noch ein Stück Torte oder ein Stück Kuchen zu gönnen, denn solange Sie sich selber solche süßen Verführungen gestatten, dürfen Sie nicht erwarten, dass sich Ihr Kind anders verhält.

Raus aus dem alten Trott und Schritt für Schritt ab heute ein neues Programm beginnen

Raus also aus dem alten Trott – ein Familienprogramm, in dem es ebenso wenig Verwöhnte wie Ausgegrenzte gibt, wohl aber viel Gemeinsamkeit und Geborgenheit, hilft am ehesten, das bisherige Verhalten zu ändern.

Auch ein solches Programm darf nicht von heute auf morgen erzwungen werden, sondern sollte Schritt für Schritt wachsen, denn auch Ihr Kind braucht Zeit, sich von liebgewordenen und eingefahrenen Gewohnheiten zu trennen. Sie würden bei ihrem Kind vermutlich nur Trotz hervorrufen, wenn Sie sich z. B. nun plötzlich zu übereifrigen Körner-Aposteln „mausern" und mit strengen Richtlinien Ihr Kind dazu bringen wollen, nun ebenfalls und auf schnellstem Weg überaus große Freude am Verzehr von Körnern zu entwickeln. Das wäre das sicherste Mittel, verbotene Genüsse zu provozieren. Ihr Kind stopft dann eben heimlich weiterhin Süßes und Fettes unkontrolliert in sich hinein.

Sprechen Sie mit Ihrem Kind über die Bedeutung der verschiedenen Lebensmittel für sein Wohlbefinden. Sorgen Sie vor allem für regelmäßige Mahlzeiten, an denen möglichst viele Familienmitglieder teilnehmen.

TIPP

Geben Sie ein gutes Beispiel, indem Sie nicht streng, sondern behutsam Ihr Kind an neue Essgewohnheiten heranführen. Beziehen Sie Ihr Kind bei der Mahlzeitenplanung, dem Einkauf und der Zubereitung von Lebensmitteln mit ein.

Über feste Regeln lernt Ihr Kind allmählich, sein Essverhalten zu kontrollieren und dabei keinen Zwang zu empfinden. Sorgen Sie ebenso für gute Essmanieren und eine gute Tischatmosphäre. Ihr Kind lernt dann von selbst, dass es bei den Mahlzeiten nicht darauf ankommt, schnell, sondern vielmehr bewusst zu essen und zu trinken. Wenn Sie das Essen attraktiv auf dem Teller arrangieren, reizen auch Salat und Gemüse den Gaumen Ihres Kindes. Ähnliches gilt auch für das Trinken: Wenn schon Wasser anstelle von Cola, dann lieber in einer schönen Karaffe, dekoriert mit ein paar Zitronenschnitzen und dergleichen, oder aber nur eine Cola trinken, ist ein Erfolg. Loben Sie Ihr Kind für sein gutes Verhalten und seien Sie nicht zu streng, wenn hin und wieder ein „Ausrutscher" passiert.

Folgende kleine Tricks können ebenfalls viel bewirken,

Kleine Tricks, die viel bewirken

- wenn Sie das Essen auf kleineren Tellern anrichten und mit kleinerem Besteck essen,
- das Besteck zwischendurch beiseite legen, das Essen gut kauen, und Ihrem Kind zuhören, was es aus der Schule so alles zu berichten hat.
- Vor und zum Essen sollte Wasser oder Mineralwasser in kleinen Schlucken getrunken werden.
- Vorspeisen (Brühe, Rohkost) nehmen den größten Hunger.
- Leichte Zwischenmahlzeiten bewahren Sie und Ihr Kind vor Heißhungerattacken.
- Essen Sie langsam und bewusst, stets am Tisch und nie im Stehen.
- Vermeiden sollten Sie vor allem Störungen und Ablenkungen wie z. B. Lesen, Fernsehen oder Telefonieren beim Essen.

Die Zauberformel: IdR statt FdH
(„Iss das Richtige" statt „Friss die Hälfte")

Die Reduzierung um die Hälfte der Menge schadet eher, als dass sie hilft – auf eine ausgewogene Ernährung kommt es an.

Außer Wunderdiäten, von denen zwar viele „Erfinder" und Publizisten gut leben, die aber nichts bewirken, sondern meistens nur schaden, wurde vor nicht allzu langer Zeit für schnelles und sicheres Abnehmen der Appell *FdH* als Kurzformel für vermeintlich machbare Wunder ausgegeben. Doch mit *FdH* sieht es ähnlich problematisch aus wie mit Diäten.

Mit *FdH* halbieren wir zwar die Kalorienzufuhr, Gleiches gilt aber auch für die lebenswichtigen Nähr- und Aufbaustoffe: Wird nämlich *FdH* über einen längeren Zeitraum praktiziert, sind gravierende Mangelerscheinungen vorprogrammiert, denn ein sinnvolles Abnahmeprogramm muss sich auch daran messen lassen, dass wir in unverändertem Umfang wichtige Vitamine und Mineralstoffe zu uns nehmen. Wer daher die Ballaststoffzufuhr reduziert und auch die Wirkstoffe halbiert, leidet schnell an lästigen Verdauungsproblemen.

Wie wir bereits in den vorherigen Abschnitten gesehen haben, benötigen wir zur Aufrechterhaltung unserer Körperfunktionen zwar mäßig, aber regelmäßig bestimmte Nähr- und Aufbaustoffe, wie z. B. Eiweiß. Pro Kilogramm Körpergewicht – hier handelt es sich um Kinder ab dem vierten Lebensjahr – sollten pro Tag etwa 0,8–0,9 Gramm Eiweiß zugeführt werden. Daneben brauchen wir 30 % Fett, bezogen auf die Gesamtenergiezufuhr, möglichst bzw. überwiegend pflanzlichen Ursprungs, und ausreichend Kohlenhydrate als Energielieferanten für unseren Körper.

Außerdem benötigen wir regelmäßig Mineralstoffe und Spurenelemente. Fehlen Stoffe wie Kalzium, Kalium, Magnesium, Phosphor, Eisen oder Jod, kommt es zu gravierenden Störungen – wir merken dies daran, dass wir uns schlapp fühlen, unsere Leistung rapide absinkt und wir schneller krank werden.

Ähnlich verhält es sich mit Vitaminen. Vitamine sind lebensnotwendige Wirkstoffe, die unser Organismus für die unterschiedlichsten Funktionen braucht. Man unterscheidet zwischen fettlöslichen und wasserlöslichen Vitaminen. Zu der ersten Gruppe zählen die Vitamine A, D, E und K. Sie können für einen gewissen Zeitraum im Körper gespeichert werden. Bei den wasserlöslichen Vitaminen – es handelt sich hier um Vitamin C und die Vitamine der B-Gruppe (B_1, B_2, B_6, B_{12}, Niacin, Biotin, Folsäure und Pantothensäure) – ist das nicht der Fall. Diese Vitamine müssen ständig ergänzt werden, um Stoffwechselstörungen und ernsthafte Erkrankungen zu vermeiden.

Vitamine – lebensnotwendige Wirkstoffe für unseren Organismus

Erwachsene sollten pro Tag etwa 30 Gramm Ballaststoffe zu sich nehmen, um eine gut funktionierende Verdauung zu gewährleisten. Für Säuglinge und Kinder gibt es bisher noch keine genauen Richtwerte für die Ballaststoffzufuhr. Sie sollten tendenziell aber weniger aufnehmen als Erwachsene. Davon sollte die Hälfte aus Getreideprodukten stammen. Ballaststoffe sind unverdauliche pflanzliche Faserstoffe. In Verbindung mit Wasser quellen sie, füllen den Darm und beschleunigen die Darmpassage des Nahrungsbreis. Gleichzeitig binden sie Gifte und Schadstoffe und begünstigen die Darmflora wie auch die Funktion der Darmschleimhaut. Damit die Ballaststoffe zur Wirkung kommen, benötigen sie ausreichend Flüssigkeit (siehe neben stehenden Tipp).

TIPP

Wer sich ballaststoffreich ernährt, sollte pro Tag mindestens 2 Liter Flüssigkeit – Wasser oder Mineralwasser – zu sich nehmen. Die ballaststoffreiche Kost hat einen weiteren Vorteil: Sie sättigt gut bei vergleichsweise niedrigem Energiegehalt.

Es liegt daher auf der Hand: *IdR* ist in jedem Fall besser als *FdH*. Unter dem Motto „Iss das Richtige" versorgen wir unseren Körper mit allem, was er Tag für Tag braucht, angefangen bei Kohlenhydraten bis hin zu wichtigen Vitaminen, Mineralstoffen und Spurenelementen. Gleichzeitig geizen wir dennoch mit Kalorien, indem wir die entscheidenden Dinge meiden: Zu viel Fett, zu viel Süßes, zu viel Salz und vor allem „leere Kalorien", die überwiegend in stark zuckerhaltigen Produkten enthalten sind.

TIPP

Wenn Sie sich schon bei der Auswahl der Lebensmittel ein klein wenig mit deren Zusammensetzung beschäftigen, können Sie auch gezielt kalorienreduzierter und zugleich bewusster einkaufen.

Zehn Regeln für eine vollwertige Ernährung, wie sie die Deutsche Gesellschaft für Ernährung (DGE) empfiehlt.

Reduzierung von Streichfetten, Bevorzugung fettarmer Zubereitungsarten

Statt Salz Kräutern und Gewürzen den Vorzug geben

„Der Mensch ist, was er isst." Mit diesen Worten überzeugte der Philosoph Ludwig Feuerbach schon vor etwa 150 Jahren. Wenn Sie dazu beitragen, dass auch Ihr Kind dies schon früh verinnerlicht, profitiert es ein Leben lang davon. Als Orientierungshilfe können dazu auch zehn Regeln für eine vollwertige Ernährung nach DGE dienen:

1. *Vielseitig – aber nicht zu viel*

Abwechslungsreiches Essen schmeckt und ist vollwertig. Je vielfältiger und sorgfältiger Sie Ihren Speiseplan zusammenstellen, desto besser lässt sich eine mangelhafte Versorgung mit lebensnotwendigen Nährstoffen vermeiden. Was die Nahrungsmenge betrifft: Essen Sie gerade so viel, dass Sie kein Über- oder Untergewicht bekommen. Das erstrebenswerte Zielgewicht errechnet sich nach dem Body-Mass-Index (BMI), indem man das Körpergewicht durch die Körpergröße im Quadrat teilt. Bei einem BMI größer als 25 liegt in aller Regel Übergewicht, größer als 30 eine behandlungsbedürftige Fettsucht vor (siehe auch Seite 107).

2. *Weniger Fett und weniger fettreiche Lebensmittel*

Zu viel Fett macht fett. Fett liefert doppelt so viele Kalorien wie dieselbe Menge an Kohlenhydraten oder Eiweiß. Übergewicht und viele Krankheiten können die Folge zu fettreicher Ernährung sein. Reduzieren Sie den Verzehr von Streichfetten und bevorzugen Sie fettarme Zubereitungsarten. Achten Sie nicht nur auf sichtbare Fette, sondern insbesondere auch auf die „verborgenen" Fette (Tabelle dazu siehe Seite 84).

3. *Würzig – aber nicht salzig*

Kräuter und Gewürze unterstreichen den Eigengeschmack der Speisen. Zu viel Salz übertönt hingegen viele Geschmackseindrücke und kann zur Entstehung von Bluthochdruck beitragen.

Bevorzugen Sie deshalb Kräuter und Gewürze. Wenn Sie dennoch auf Salz nicht verzichten können, verwenden Sie Jodsalz, um dem weit verbreiteten Jodmangel vorzubeugen.

4. *Wenig Süßes*

Zu süß kann schädlich sein! Zucker und Süßigkeiten können Karies verursachen. Zu viele einfache Kohlenhydrate wie Haushaltszucker führen zu einer hohen Energiezufuhr. Zu viel Zucker wird vom Körper in Fett umgewandelt. Bei hohem Zuckerkonsum werden zudem nährstoff- und ballaststoffreiche Lebensmittel vom Speiseplan verdrängt. Genießen Sie als Vorbild für Ihre Kinder Süßes selbst nur selten und in kleinen Mengen.

Süßes möglichst selten und in kleinen Mengen

5. *Mehr Vollkornprodukte*

Sie liefern wichtige Nährstoffe und Ballaststoffe. Vollkornprodukte wie z. B. Vollkornbrot, Naturreis, Getreidegerichte, Vollkornnudeln, Haferflocken oder Müsli enthalten günstige Kohlenhydrate. Neben den für die Verdauung wichtigen Ballaststoffen liefern sie zusätzlich Vitamine, Mineralstoffe und Spurenelemente.

Multitalente – liefern Nährstoffe und Ballaststoffe, außerdem reichlich Vitamine, Mineralstoffe und Spurenelemente

6. *Reichlich Gemüse, Kartoffeln und Obst*

Diese Lebensmittel gehören in den Mittelpunkt Ihrer Ernährung. Nehmen Sie täglich Frischkost in Form von frischem Obst, Rohkost und Salaten, aber auch Gemüse und Kartoffeln zu sich. Wählen Sie auch öfter Hülsenfrüchte. Mit diesen Lebensmitteln erhalten Sie Vitamine, Mineralstoffe, Spurenelemente und Ballaststoffe.

Mittelpunkt einer gesunden Ernährung

7. *Weniger tierisches Eiweiß*

Pflanzliches Eiweiß ist so wichtig wie tierisches Eiweiß. Pflanzliches Eiweiß in Kartoffeln, Hülsenfrüchten und Getreide ist günstig für eine vollwertige Ernährung. Auch Milch, fettarme Milchprodukte und vor allem fettarmer Fisch sind wertvolle Ei-

Pflanzliches Eiweiß – günstig für eine vollwertige Ernährung

weißlieferanten. Es empfiehlt sich, den Verzehr weiterer tierischer Eiweißlieferanten wie Fleisch, Wurst, Eier, die relativ viel Fett und Cholesterin enthalten, zugunsten von magerem Fisch und fleischlosen Speisen auf deutlich weniger Mahlzeiten pro Woche zu verringern.

8. *Trinken mit Verstand*

Wasser ist das Allerbeste!

Unser Körper benötigt pro Tag mindestens 1,5–2 Liter Flüssigkeit. Durst löscht man am besten mit Wasser bzw. mit Mineralwasser, Gemüsesäften, ungesüßtem Tee, verdünnten Obstsäften und in Maßen mit ungesüßtem schwarzen Tee. Da Alkoholabhängigkeit nach wie vor in allen Industriestaaten sozialmedizinisches Problem Nr. 1 ist und immer mehr Kinder und Jugendliche auch schon zur Flasche greifen, ist Ihre Vorbildfunktion als Eltern hier besonders gefordert: Trinken Sie alkoholische Getränke allenfalls zum gelegentlichen Genuss, aber nicht als alltäglichen Durstlöscher.

9. *Öfter kleinere Mahlzeiten*

Halten in Schwung, mindern Leistungstiefs

Das hält Sie und Ihre Kinder gleichermaßen in Schwung und mindert Leistungstiefs. Es empfiehlt sich daher, anstatt der üblichen drei Hauptmahlzeiten vorzugsweise fünf kleinere Mahlzeiten einzunehmen. Große Mahlzeiten belasten die Verdauungsorgane und machen müde.

10. *Schmackhafte und nährstoffschonende Zubereitung*

Garen so kurz wie möglich – außerdem möglichst wenig Wasser oder Fett verwenden

Garen Sie kurz mit wenig Wasser und Fett. Durch zu lange Lagerung, falsche Vorbereitung, zu langes Kochen, Wiederaufwärmen und durch die Verwendung von zu viel Wasser beim Garen werden die lebensnotwendigen Nährstoffe zerstört und ausgelaugt. Garen Sie deshalb so kurz wie möglich, und verwenden Sie dazu möglichst wenig Wasser oder Fett. So bleiben Nährstoffe und Eigengeschmack der Speisen erhalten.

Konsequent bleiben – auch wenn die Pfunde nicht gleich oder nur langsam schmelzen

Gewicht verliert auf Dauer nur, wer mit sich Geduld hat und konsequent ist, oder wie Nina es ausdrückt: „...Ich muss doch nicht in 14 Tagen gleich mehrere Kilo abnehmen, um die angeblich richtige Bikinifigur zu haben, weil's so in irgendwelchen Illustrierten steht. Um abzunehmen und mein Zielgewicht stabil zu halten, muss ich Geduld haben, darf nichts übereilen und mich schon gar nicht von irgendwelchen Werbefritzen wegen Bikinifigur und so unter Druck setzen lassen. Ich bin Nina, kenne mein Problem und weiß, dass es schwer ist, aber mein eigener Weg zeigt auch, dass es zu schaffen ist, wenn man konsequent im Programm bleibt. Und wenn es mal an einem Tag nicht so gut lief, wie ich mir das eigentlich gewünscht habe, dann gebe ich nicht auf, sondern schau' nach vorn und sage mir: Morgen ist ein anderer Tag."

Bewusst zu verzichten und Einschränkung zu lernen, ist ein langwieriger und schwieriger Prozess. Auch wir Erwachsene sind vor „Rückfällen" und „Ausrutschern" nicht gefeit. Und deshalb ist auch für Kinder und Jugendliche Adipositas kein schnell lösbares Problem, sondern eine Situation, mit der sie langfristig leben müssen. Gewichtsstabilität ist das primäre Ziel, denn jeder, der Körpergewicht stabilisieren kann, schafft es auch abzunehmen. Phasen der Gewichtsabnahme können zwischendurch auch Phasen der Gewichtszunahme folgen. Kein Grund aber, die Flinte deshalb ins Korn zu werfen und aufzugeben, denn Resignation ist der denkbar schlechteste Ratgeber. Stattdessen wie Nina nach vorn schauen, als Eltern Konsequenz, aber auch Vertrauen zu Ihrem Kind zeigen, denn nur so hat es die Chance, nach einem Ausrutscher zwischendurch wie Nina schon morgen einen anderen, besseren Tag zu haben.

Ninas Empfehlungen

Sollte es mit der Standhaftigkeit mal hapern – kein Grund, die Flinte ins Korn zu werfen: Schon morgen ist ein anderer Tag.

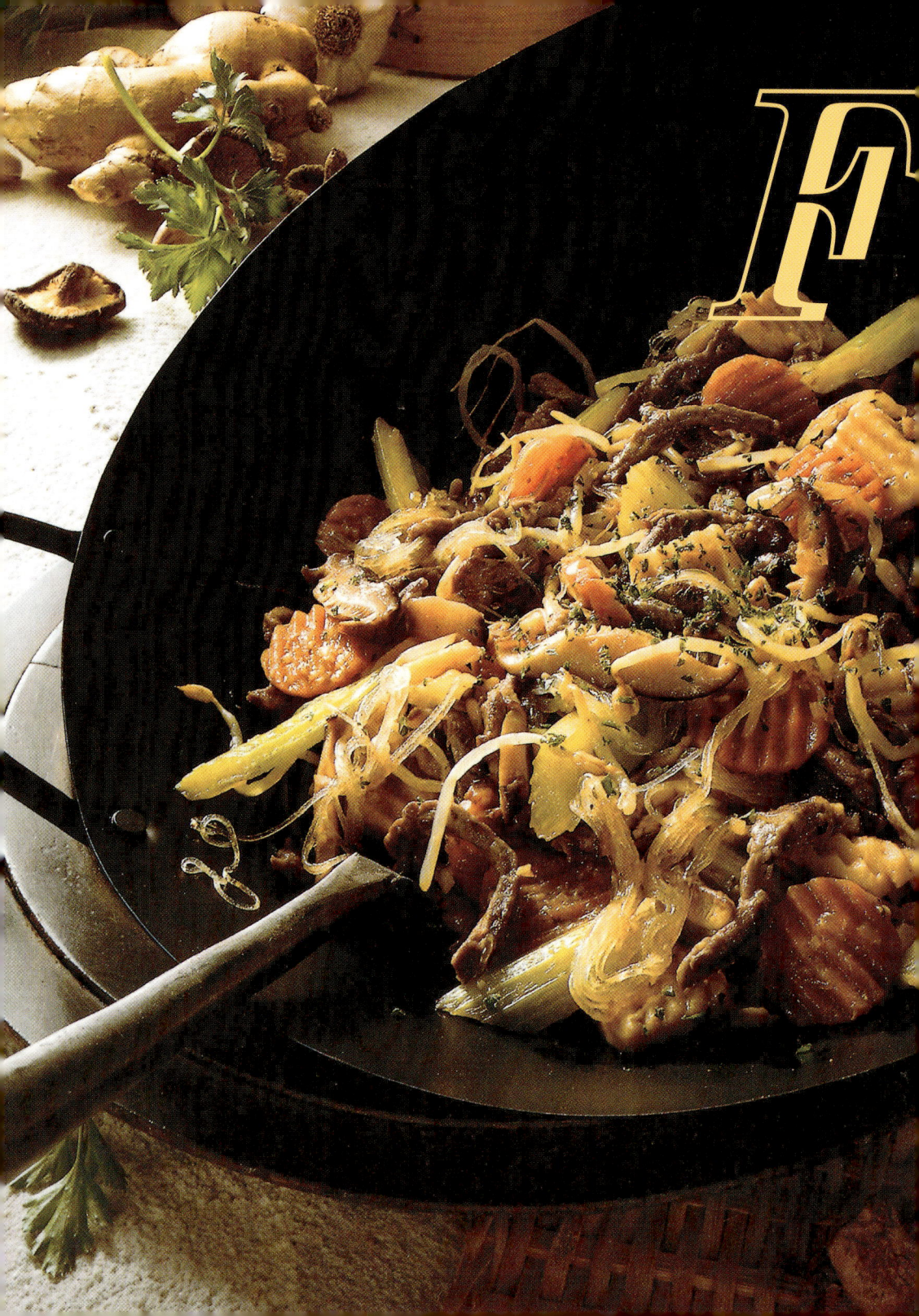

F

Abnehmen und trotzdem genießen

it und gesund

Spätestens wenn die Krokusse sprießen, keimen alljährlich auch die Frühjahrsdiäten in Zeitschriften und in Zeitungen, denn die „Blattmacher" (Medienmanager und Marketing-Experten) wissen: Diäten – als Lesestoff und „Lebenshilfe" – „gehen immer". Die Ratschläge überschlagen sich geradezu und wetteifern mit rekordverdächtigem Purzeln von Pfunden. „Fünf Kilo weg in nur zehn Tagen!" „Zehn Kilo weg in drei Wochen. Ohne zu hungern – weggezaubert mit neuer großer Frühjahrs-Diät!" So und ähnlich lauten die Erfolgsversprechungen zum schnellen Abnehmen, die in aller Regel für die Medien-Inhaber zwar zur schnellen Mark, aber selten zu einer Gewichtsreduzierung auf Dauer führen. Die Medien leisten sich dabei noch Selbsthilfe, indem sie den Trend setzen und unterstützen. Statt nur das Übergewicht zu thematisieren, fordern Wissenschaftler im Gegenzug, das massenhafte Fasten in Form qualvoller Selbstkasteiung zu bekämpfen – vor allem ein unkontrolliertes Abnehmen nach Diätplänen mit falschen Erfolgsversprechungen, wie sie alljährlich schwerpunktmäßig im Frühjahr und kurz vor Beginn der Urlaubszeit zur angeblichen Erhaltung der Bikinifigur in diversen Medien schwerpunktmäßig verbreitet werden. Zu Beginn dieses Abschnitts möchte ich daher einmal mehr in aller Deutlichkeit unterstreichen, dass solche angeblichen

Am besten ignorieren: angebliche Erfolgsdiäten im „Blätterwald" der Medien zum schnellen Abnehmen, verbunden mit qualvoller Selbstkasteiung

Auf die Änderung von Ernährungsgewohnheiten kommt es an – nicht auf zu großen Verzicht, weil dieser zu gesundheitsschädlichen Mangelerscheinungen führen kann.

Wunderdiäten zwar wirken, aber ihre Wirkung gefährlich ist – manchmal sogar lebensgefährlich. Statt der gewünschten Pfunde werden bei diesen verheißungsvollen Wunderdiäten Muskulatur, Organ-Eiweiß und andere wichtige Bau- und Wirkstoffe in unzulässigem Umfang abgebaut.

Die vielversprechenden Werbebilder für diese Blitzdiäten machen Abnehmen zum Leistungssport, der aber nicht zum Zielgewicht, sondern zum Jo-Jo-Effekt führt: Das schnelle Runter an Pfunden zieht ein ebenso schnelles Rauf an Gewicht nach sich. Der Körper empfindet den abrupten Nahrungsentzug als Stress, und da er sich am Ende der Diät nicht so schnell wieder auf Normalverbrauch umstellt, sind die soeben abgehungerten Pfunde im Nu wieder drauf. Diäten bauen auf zu großen Verzicht, der zu gesundheitsschädlichen Mangelerscheinungen führen kann, doch sie ändern keine Gewohnheiten. Auf Letzteres aber kommt es an. Änderungen des Lebensstils und damit unserer Ernährungsgewohnheiten und der unserer Kinder erreichen wir jedoch nicht über Nacht, sondern wie gesagt mit der Kunst der kleinen Schritte. Diese Kunst – und das ist die gute Nachricht – schließt den gesunden Genuss von Ess- und Trinkbarem im Rahmen unseres Abnahmeprogramms in keiner Weise aus – im Gegenteil!

TIPP

Es steht nicht im Widerspruch zum Abnehmen und zur Gesundheit, wenn die Speisen so zubereitet werden, dass sie dem freudvollen Genuss der Kinder und ihrer Eltern entsprechen. Die besten Ideen und Rezepte für leckere Gerichte finden Sie daher auf den Seiten 121 ff.

Die Wespentaille muss nicht sein

Das Schönheitsideal scheint sich in langzeitigen Zyklen zu verändern, die unter anderem mit dem Wohlstand zusammenhängen. Die bevorzugte Fülle noch zu Beginn des 20. Jahrhunderts wich in den mageren so genannten „Goldenen Zwanzigern" dem Schlankheitsideal, das sich am deutlichsten in der „Bubikopf"-Frau manifestierte. Das hyperdürre Twiggy-Model, mit kleineren

Unterbrechungen bis heute Vorbild, löste die üppige Monroe und Mansfield als Figuridol der fünfziger Jahre ab.

Unsere Zeit des Schlankheitswahns, der die vorne erwähnten Wunderdiäten reichlich sprießen lässt, hat vielen den Blick für das richtige Maß verstellt. Unnatürlich dünne Frauen im Fernsehen und auf den Laufstegen, die als Unterernährte mit wünschenswerten Körpermaßen ebenso wenig zu tun haben wie so genannte Wunderdiäten mit behutsamem Abnehmen und einer Stabilisierung der Gewichtsreduktion, bieten für sinnvolle Gewichtsreduktion keine Orientierungshilfe. Die Wespentaille von oft krankhaft unterernährten Models, Film- und Fernsehschauspielerinnen ist daher in keiner Weise geeignet und wünschenswert, auch wenn dies die Film-, Fernseh- und Werbebranche massiv propagiert.

Dafür hat sich das Freiburger Programm FITOC bestens bewährt und orientiert sich nicht an Models, die für die Produkte der Modebranche werben und in erschreckendem Ausmaß in scharfem Kontrast zu Maßen der meisten jungen Frauen stehen. Das verdeutlicht der Body-Mass-Index (BMI) im Vergleich. Normal für Mädchen/junge Frauen – je nach Alter und Konstitution – ist ein BMI zwischen 19 bis 24. Models haben im Durchschnitt einen BMI von 16 bis 19. „Das Schlankheitsideal wurde immer tiefer angesiedelt, und der soziale Druck abzunehmen, hat sich verschärft", so der Hamburger Psychologe Professor Joachim Westenhöfer. Models sind daher häufig krankhaft unterernährt.

Eltern von adipösen Kindern – hier insbesondere Eltern von Mädchen in der Pubertät – können ihren Kindern hilfreich zur Seite stehen, wenn sie ihnen Fakten an die Hand geben und realistische Ziele gemeinsam mit professionellen Helfern ins Auge fassen – fernab vom Schlankheitswahn unserer Tage, verkörpert durch unterernährte Models.

Als Beispiel die Maße von Supermodel Jodie Kidd: 1,85 m, 48 kg, BMI= 14,0 – abstruse Verkörperung des heutigen Schlankheitsideals in der Frauenmode

TIPP

Entscheidend für eine sinnvolle Gewichtsreduktion ist das für den jeweiligen Konstitutionstyp (siehe Seite 65 ff.) realistische Zielgewicht, das es nicht übereilt, sondern vielmehr Schritt für Schritt konsequent zu erreichen und beizubehalten gilt.

Kinder mit Fakten hilfreich zur Seite stehen

Das Erfolgsprogramm für Gesundheit, Fitsein und Lebensfreude

Kurzformel für unser Wohlbefinden: aktiver Lebensstil der Eltern und Kinder bei ausreichender und regelmäßiger Bewegung, verbunden mit richtiger Ernährung

Es gibt kein besseres Mittel, sich wohl zu fühlen, gesund zu bleiben und mit Schwung durchs Leben zu gehen, als eine gesunde und ausgewogene Ernährung sowie regelmäßige Aktivitäten für Körper, Seele und Geist.

Beliebte Ausdauer-Sportarten, beispielsweise flottes Wandern, Waldlauf oder Skilanglauf im Winter, Radfahren oder Schwimmen, haben vieles gemeinsam. Man kann sie fast das ganze Jahr über – mit Ausnahme des Skilanglaufs – ausüben, überall und eigentlich zu jeder Zeit, man braucht ein Minimum an Ausrüstung dafür, und fast jede/jeder ist geeignet, diese Sportarten zu betreiben. Außerdem – und das ist ebenfalls sehr wichtig, denn Sie wollen ja aktiv Ihrem Kind beim Abnehmen helfen – kann die ganze Familie daran teilnehmen. Und da die Ausübung dieser Sportarten im Familienkreis nicht wettbewerbsorientiert ist, stehen sie nahezu allen Altersgruppen offen. Andere Familiensportarten, die viel Freude bereiten, sind Inline-Skating, Schlittschuhlaufen und Skifahren.

Eltern und Großeltern sollten Kinder dadurch ermutigen, dass sie mit und nicht neben ihnen an diesem Sport teilnehmen. Lassen Sie die Kinder nicht unbeachtet am Rand mitlaufen, und achten Sie darauf, sie nicht an Ihrer eigenen Leistung zu messen und sie als Erwachsene im Kleinformat zu betrachten! Der kindliche Organismus reagiert anders als der Körper eines Erwachsenen. Setzen Sie den Kindern keine ehrgeizigen Ziele – sie müssen sich möglicherweise zu sehr anstrengen, um diese zu erreichen. Wenn Sie mit den Kindern zusammen Sport treiben, verlieren Sie nicht den Überblick, wann sie aufhören müssen. Auf diese Weise besteht die Hoffnung, dass sie den Spaß am Familiensport nicht verlieren und sich ihren eigenen Kindern gegenüber eines Tages ähnlich verhalten werden wie Sie.

Sport kindgerecht betreiben und nicht am Leistungsspektrum Erwachsener orientieren

Kinder erleben den Sportunterricht in der Schule oft genug als wettbewerbsorientiert und reglementierend. Übergewichtige Kinder haben dadurch ein zusätzliches Problem. Die Eltern sollten durch eher spielorientierte Akivitäten ausgleichend eingreifen (siehe dazu Seite 145 f.). Kinder sind von Natur aus aktiv und beweglich; geben Sie ihnen schon früh Gelegenheit zu Übungen, die die Ausdauer stärken, damit gute Voraussetzungen für Herz-Kreislauf-Entwicklung geschaffen werden. Lassen Sie den Kindern bei den Übungen aber immer die Möglichkeit, eigene Phantasie zu entwickeln. Wenn die Kinder allmählich ins Alter von Jugendlichen kommen, raten Sie ihnen zu Koordinationsübungen, so dass sie ihre Beweglichkeit nicht verlieren. Im Übrigen ist dies auch die richtige Zeit, die Entwicklung der Muskelkraft zu unterstützen. Führen Sie die Kinder an unterschiedliche Spiele und Sportarten heran. Versuchen Sie ihnen beizubringen, dass die Freude am Sport mehr zählt als die Leistung (siehe dazu weitere wichtige Informationen im Kapitel „Flitzen statt sitzen" Seite 129 ff.).

Die andere Seite der Medaille zur Erlangung bzw. Erhaltung von Gesundheit, Fitsein und Lebensfreude ist wie gesagt richtige Ernährung. Auf dem Weg zum Zielgewicht und seiner Stabilisierung müssen Sie weder sich noch Ihre Kinder qualvoll kasteien. Es gibt zwar keine schlank machenden Lebensmittel, aber der Weg zum persönlichen Zielgewicht ist deshalb keineswegs versperrt. Es gibt genügend Möglichkeiten, Schritt für Schritt das beeinträchigende Übergewicht abzubauen. Im Folgenden halten wir dazu einige Ideen bereit.

TIPP

Lassen Sie doch mal das Auto in der Garage, ermutigen Sie sich selbst und die Familie zum Laufen, Wandern und zum Radfahren. Gehen Sie mit gutem Beispiel voran! Je früher Kinder mit einem für ihre Altersgruppe konzipierten Programm vertraut werden – desto besser. Kinder stärken ihr Selbstbewusstein durch ein regelmäßig ausgeübtes Trainings-Programm. Das dadurch erreichte physische und psychische Wohlbefinden ist eine gute Voraussetzung für heute und morgen – nämlich für die Erziehung hin zu einem entwicklungsfähigen aktiven und positiven Menschen, der nicht vor dem Fernsehapparat das Leben passiv an sich vorüberziehen lässt.

Unsere besten Ideen und Rezepte für leckere Gerichte

Voraussetzungen, um preiswerte, aber dennoch leckere und gesundheitsfördernde Gerichte zuzubereiten

Wolfram Siebeck beginnt in einem seiner Bücher über Speisen und Getränke ein Vorwort mit einem bemerkenswerten Satz: „Auch Bürger können speisen wie die Fürsten, wenn sie nur die richtigen Töpfe und Pfannen haben, auf den Markt gehen und eine gute Bouillon zu machen verstehen." Dieser Satz sagt zugleich, dass die richtigen Küchengeräte, frische Produkte, vor allem frisches Gemüse, Früchte vom Markt, gut ausgewähltes mageres Fleisch oder Fisch um die Ecke usw., eine richtige Arbeitsweise und richtiger Umgang mit Rezepten jede/jeden befähigen können, vorzügliche Gerichte zu bereiten. Die folgenden Vorschläge sollen Ihre Phantasie anregen, auch eigene Ideen auszuprobieren und umzusetzen.

Wohlschmeckende Gerichte, zubereitet mit wenig Fett

Beschichtete Pfannen, Edelstahltöpfe und Wasserbäder: Fleisch, Fisch und Gemüse können damit wohlschmeckend und mit wenig Fett zubereitet werden. Bei beschichteten Pfannen und Töpfen sollten die Kochlöffel und Pfannenwender aus Holz oder Plastik sein. So bleibt die Beschichtung lange erhalten. Versuchen Sie einmal, Rühreier im Wasserbad oder Spiegeleier in einer beschichteten Pfanne zuzubereiten.

Vorteile beim Grillen

Grillen: Probieren Sie einmal aus, mageres bis mittelfettes Fleisch oder auch Fisch zu grillen. Der große Vorteil beim Grillen: Das Fett tropft gut ab. Wenn Sie einen normalen Kohlegrill haben, achten Sie darauf, dass kein Fett auf die Kohle tropft. Sonst bilden sich krebserregende Stoffe (cancerogene Nitrosamine). Um dies zu vermeiden, können Sie das Fleisch auf Alufolie legen. Falls Sie noch keinen Grill haben und einen besorgen wollen, schauen Sie sich einen sogenannten „Vertikal-Grill" an. Hier kommt die Hitze von der Seite, was den Vorzug hat, dass das Fett nicht auf die Grillkohle tropfen kann. Ebenso gut kann man einen elektrischen Tischgrill (mit Teflon beschichtet) verwenden.

Hilfsmittel/Bratpapier, Pergamentpapier oder Backschlauch bzw. Backbeutel: Bratpapier ist ein besonders beschichtetes Pergamentpapier, das einfach in die Pfanne gelegt wird. Es eignet sich vor allem für Getreidebratlinge und Kartoffelpuffer. Pergamentpapier oder Folie ist auch besonders beschichtet (bitte nicht mit so genanntem „Butterbrot-Papier" verwechseln). Darin können Sie Fleisch, Fisch oder zum z. B. Kartoffeln einwickeln und im Backofen braten. Es eignet sich für Lebensmittel, die viel Wasser enthalten. Pinseln Sie bitte das Papier vorher mit ein wenig Öl ein, damit sich alles gut ablösen lässt. Backschlauch oder Backbeutel sehen aus wie ein Schlauch, den Sie in der benötigten Größe zuschneiden können. Er ist bis 200 °C hitzebeständig. Hierin gegarte Speisen schmecken besonders fein, weil keine Aromastoffe entweichen können. Schlagen Sie Fleisch und Fisch locker in die Folie ein. Damit nichts ankleben kann, empfiehlt es sich, einen Esslöffel Wasser hinzuzugeben.

Aromastoffe erhalten: mit den richtigen Hilfsmitteln

Gemüse: Besonders fein schmeckt Gemüse als Rohkost oder Salat zubereitet. Genießen Sie eine Rohkost oder den Salat zu Beginn der Mahlzeit. So werden Sie sich früher satt fühlen. Testen Sie auch, ob Ihnen eine Salatsauce mit fettarmem Joghurt, Magerquark oder Sauerrahm (10 %) statt Öl schmeckt. Sie können die Salatsauce auch mit Zitronensaft, evtl. Zwiebeln, Knoblauch, frischen Kräutern, Pfeffer und ein wenig Jodsalz abschmecken. Probieren Sie Ihre individuelle Variation aus und lassen Sie Ihre Kinder mitbestimmen. Ihrer Phantasie sind nur Grenzen in Bezug auf Menge und Fettgehalt gesetzt. Gekochtes Gemüse sollte noch bissfest („al dente") sein. Testen Sie dazu einmal eine „leichte, dünne" Sauce aus. Diese können Sie mit

Auch bei der Zubereitung von Gemüsebeilagen sind der Phantasie keine Grenzen gesetzt.

energiearmen (kalorienarmen) Bindemitteln (z. b. Biobin) ein wenig eindicken. Wenn Sie Butter an das Gemüse geben, seien Sie sparsam und geben Sie sie nicht jeden Tag dazu. Nehmen Sie zuerst ganz wenig und probieren Sie, ob es für den Geschmack des Gemüses schon ausreicht.

Eine weitere Variante besteht darin, das Gemüse in fettfreier Bouillon zu dämpfen und evtl. mit fettarmem Käse und frischen Kräutern bestreut zu überbacken.

Bei richtiger Zubereitung bleiben auch die wichtigen Inhaltsstoffe unserer Lebensmittel erhalten.

Vitamine und Mineralstoffe: Vitamine und Mineralstoffe sind Inhaltsstoffe der Lebensmittel, die für uns Menschen lebensnotwendig sind. Leider können wir diese Stoffe im Körper nicht selbst herstellen. Daher ist es wichtig, die Vitamine und Mineralstoffe beim Zubereiten der Mahlzeiten zu schonen. Bitte beachten Sie, dass die wichtigsten Bau- und Wirkstoffe durch unsachgemäßes Zubereiten zerstört oder aus den Lebensmitteln herausgelöst werden können. Vitamine sind licht-, luft- und hitzeempfindlich. Ein paar Empfehlungen können Ihnen hier helfen:

- Lassen Sie Gemüse, Salat und Kartoffeln nicht im Wasser liegen.
- Schneiden Sie das Gemüse nicht zu klein.
- Bevorzugen Sie das Dämpfen mit wenig Wasser oder fettfreier Bouillon bei geschlossenem Topf.
- Vermeiden Sie langes Warmhalten der Speisen.

Nicht nur Suppen, auch leckere Saucen können fettarm zubereitet werden.

Suppen und Saucen: Klare Suppen sind energiearm, schmecken und tragen dazu bei, dass Sie sich früher satt fühlen. Mit Saucen sollten Sie sparsam umgehen. Verfeinern können Sie die Sauce z. B. mit Joghurt. Der geschmackliche Unterschied zu fettem Sauerrahm und Sahne ist nicht zu groß. Der eingesparte Fettanteil bringt jedoch den Erfolg.

Nachspeisen: Runden Sie hin und wieder Ihr Mittagessen mit frischem Obst ab. Oder probieren Sie einmal eine leckere Quark- oder Joghurtspeise aus. Zum Süßen können Sie frisches, süßes Obst (z. B. eine zerdrückte Banane) verwenden. So können Sie ganz leicht Zucker, Honig und Sirup einsparen und gleichzeitig viel Aroma in den Nachtisch einbringen.

Mit Obst Zucker sparen und Aroma auf den Tisch bringen

Vielfach wird angenommen, dass übergewichtige Kinder und Jugendliche einfach zu viel essen. Mit diesem Vorurteil sind Sie sicher schon häufiger konfrontiert worden. Es gibt aber durchaus Kinder und Jugendliche, die nicht wesentlich mehr essen als andere Altersgenossen, die normalgewichtig sind. Bei dieser Gruppe ist davon auszugehen, dass der Energieverbrauch gegenüber anderen Kindern vermindert ist. Dies bedeutet, dass diese Kinder bei der Verrichtung alltäglicher Aktivitäten weniger Energie verbrauchen, als andere Kinder. Unter Umständen bewegen sie sich aber auch weniger. Bei einem anderen Teil übergewichtiger Kinder und Jugendlicher liegt in der Tat eine überdurchschnittliche tägliche Zufuhr von Kalorien vor. Eine dritte Gruppe isst zu viel und bewegt sich zu wenig. Jedem ist bekannt, dass es außerordentlich schwierig ist, seine Ernährungsgewohnheiten umzustellen. Viele Menschen haben Vorlieben für bestimmte Speisen. Bei Übergewichtigen finden sich insbesondere Vorlieben für fettreiche und kohlenhydratreiche Nahrungsmittel. Häufig haben sich diese Vorlieben im Verlauf von Jahrzehnten herausgebildet, so dass es schwer fällt, Veränderungen vorzunehmen. Jede Veränderung oder dauerhafte Umstellung der Ernährungsgewohnheiten bedarf daher auch einer Willensanstrengung. Um diese zu fördern, stellen wir im Folgenden einige tolle Rezepte für leckere Gerichte vor.

Energiereduzierte Mischkost, auch als optimierte Mischkost bezeichnet, deckt den Bedarf an allen wichtigen Nährstoffen.

Vorrang hat dabei eine energiereduzierte Mischkost, denn Wissenschaft und Praxis belegen, dass die energiereduzierte Mischkost die beste Methode zu einer dauerhaften Gewichtsabnahme bzw. zu einer grundsätzlichen Änderung des Ernährungsverhaltens von übergewichtigen Kindern und Jugendlichen beitragen kann.

Die energiereduzierte Mischkost dient außerdem einer ausgewogenen Ernährung und setzt sich aus Lebensmitteln des täglichen Bedarfs zusammen, wobei allerdings Lebensmittel mit einem hohen Ballaststoffanteil und geringerer Energiedichte besonders berücksichtigt sind.

Die energiereduzierte Mischkost wird auch gerne als optimierte Mischkost bezeichnet. Sie deckt den Bedarf an allen Nährstoffen, die für Wachstum, Entwicklung und Gesundheit der Kinder und Jugendlichen benötigt werden. Außerdem beugt sie den bekannten Zivilisationskrankheiten im Erwachsenenalter wie z. B. Herz-Kreislauf-Erkrankungen, Bluthochdruck, Osteoporose und Gicht vor.

Die üblichen Ernährungsgewohnheiten, die Lebensmittelauswahl und Mahlzeitenzusammensetzung sind im Rahmen optimierter Mischkost ebenso berücksichtigt wie die Verfügbarkeit und nicht zu hohen Kosten der Lebensmittel. Besondere Beachtung findet hier auch, was *Kinder gerne essen*, denn nur so bleibt gesundes Essen nicht nur graue Theorie, sondern kann zweckdienlich auch in die Praxis umgesetzt werden. Da gesunde Ernährung und Genuss sich keineswegs ausschließen, sondern vielmehr ergänzen, wie wir bereits oben gesehen haben, muss optimierte Mischkost auch entsprechend gut schmecken und einen hohen Aufforderungscharakter vor allem für Kinder und Jugendliche haben.

Optimierte Mischkost eignet sich für Kleinkinder, Schulkinder, Jugendliche und Erwachsene gleichermaßen und unterscheidet sich lediglich in der Menge der Lebensmittel in Abhängigkeit vom Alter. In der Praxis ist völlig ausreichend, wenn man die Grundlagen der optimierten Mischkost beachtet und sich an den einfachen Ratschlägen für die Auswahl der Lebensmittel (siehe

Besondere Beachtung auch bei der optimierten Mischkost: was Kinder gerne essen.

Bild rechts: Mit Obst aus heimischen und exotischen Ländern für Abwechslung sorgen

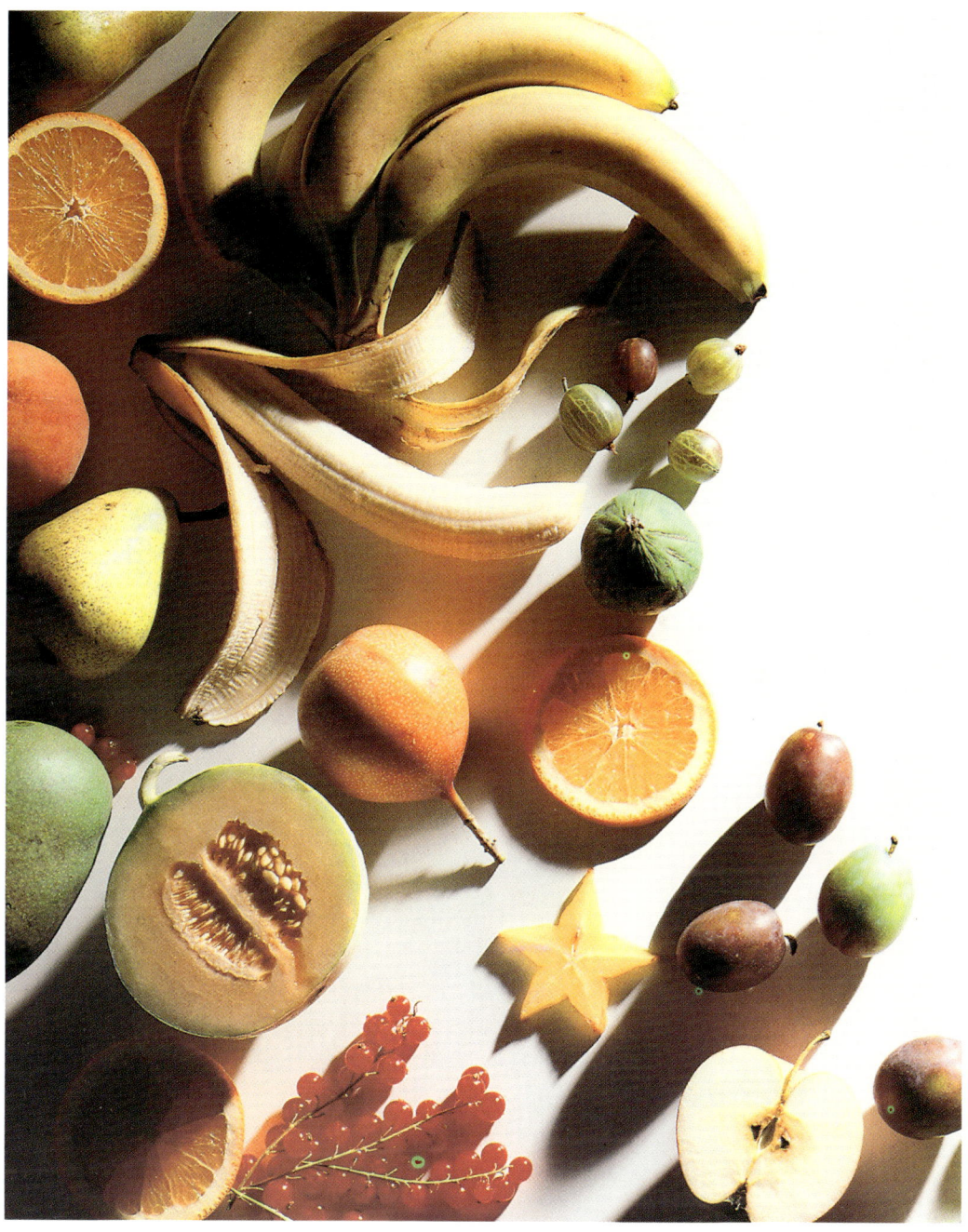

auch Seite 117 ff.) sowie an den Mahlzeitenvorschlägen orientiert. Unsere Empfehlungen für das richtige Ernährungsverhalten (siehe insbesondere Seite 100 ff.) erleichtern die Gewöhnung an diese Mischkost von klein auf. Die Lebensmittelauswahl selbst sollte nach folgenden drei einfachen Grundregeln erfolgen:

Lebensmittelauswahl nach drei einfachen Grundregeln

- pflanzliche Lebensmittel und energiearme Getränke reichlich,
- tierische Lebensmittel mäßig,
- fettreiche Lebensmittel sparsam.

Im Rahmen der optimierten Mischkost werden Lebensmittel empfohlen, die im Verhältnis zu ihrem Energiegehalt viele Nährstoffe enthalten. In einer Ernährungsform, die dem Abnehmen dient, aber realistisch bleiben muss, müssen hin und wieder Süßigkeiten und Gebäck geduldet werden, obwohl diese Lebensmittel im Vergleich zu ihrem Energiegehalt nur wenig Nährstoffe, aber viele leere Kalorien enthalten. Da Dicksein häufig dadurch entsteht, dass seelischen Problemen leere Kalorien in Form von viel Süßem entgegengesetzt werden (siehe dazu insbesondere im ersten Teil dieses Ratgebers Seite 24 ff.), sollte damit äußerst behutsam umgegangen werden. Die richtige Nährstoffzufuhr besteht zu

Die richtige Nährstoffzufuhr

- 50–55 % aus Kohlenhydraten, vorwiegend aus Getreide, Kartoffeln, Obst und Gemüse;
- maximal 35 % Fett, das vorwiegend pflanzlicher Herkunft sein sollte;
- 10–15 % Eiweiß, das je zur Hälfte tierischer Herkunft (Milch, Fleisch, Fisch, Eier) und pflanzlicher Herkunft (Getreide, Kartoffeln, Hülsenfrüchte) sein sollte.

Eine so zusammengesetzte Kost versorgt Kinder und Jugendliche optimal auch mit den erforderlichen Mineralstoffen, Spurenelementen und Vitaminen. Einseitige Ernährungsformen können wie gesagt auf Dauer zu Mangelerscheinungen führen und sind deshalb insbesondere im Kindesalter äußerst schädlich.

Kinder sollten weitgehend ihren Geschmacksvorlieben und –abneigungen entsprechend entscheiden dürfen, wie viel sie essen. Jede Fixierung auf eine einseitige Geschmacksrichtung stumpft das Empfinden für den Originalgeschmack der Lebensmittel ab. Salzig und süß kann falsch oder richtig trainiert werden. Deshalb müssen die Kinder die Chance haben, bei der Lebensmittelauswahl mitzubestimmen. Die Eltern sollten darauf achten, abwechslungsreiche Mahlzeiten anzubieten. Kinder sollten überhaupt in die Vorbereitung und in das Kochgeschehen einbezogen werden und mithelfen können:

Kinder in die Vorbereitung und in das Kochen einbeziehen

- Speisepläne aufzustellen,
- Einkaufslisten zu schreiben,
- Kräuter selbst zu ziehen oder ein eigenes Gemüsebeet zu haben,
- Gemüse und Obst zu schälen und klein zu schneiden,
- die Speisen zu dekorieren,
- den Tisch zu decken und abzuräumen.

Empfehlungen für Auswahl und Menge des täglichen bzw. wöchentlichen Verzehrs und Zubereitungsarten

Empfehlungen für den täglichen bzw. wöchentlichen Speiseplan

Wöchentlich:	Max. 3 Eier (einschließlich der „versteckten Eier" z. B in Eiernudeln oder in Plätzchen)
	Max. 2–3 x fettarmes Fleisch, -produkte, fettarme Wurst
	Mind. 1–2 x Fisch
	1–2 x Hülsenfrüchte
	2–3 x Kartoffeln
	2–3 x Naturreis/Getreide
	1–2 x Vollkornnudeln
Täglich:	Frisches Obst
	Frisches Gemüse als Rohkost oder gekocht
	Vollkornbrot
	Kartoffeln, Naturreis oder Vollkornnudeln

Worauf man keinen Tag verzichten sollte

Fettarme Milch oder Milchprodukte
Fettarmer Käse
Müsli oder Frischkornmüsli
1,5–2 l Flüssigkeit
Mineralwasser, verdünnte Obst- und
Gemüsesäfte, Früchte- und Kräutertee

Womit man die Zeiten zwischen den Hauptmahlzeiten verkürzen kann

Zwischenmahlzeiten:

Frisches Obst
Joghurt/Quark mit Müsli oder Obst
Knäckebrot mit Kräuterquark
Vollkornbrot mit fettarmem Belag und
Gurke/Tomate
Fettarmer Obstkuchen, Hefeteilchen,
Früchtebrot, ...
Milchgetränk mit frischem Obst, Knäckebrot

Essfallen meiden

Meiden:

Fette Wurstwaren, Schmelzkäse
Mayonnaise, Sahne, Crème fraîche, Ketchup
Fertige Saucen u. Dressings, Fleischextrakt,
dicke Mehl- und Sahnesaucen
Haushaltszucker, Honig, Süßstoff in großen
Mengen
Süßigkeiten (Genussmittel!)
Mehltyp 405 (Weißbrot, Kuchen ...)
in großen Mengen
Fruchtsaftgetränke, Limonaden, Brausen,
Colagetränke
Alkoholische Getränke (Genussmittel!)
Fertigjoghurt und Fertigquark

Das volle Korn und andere vollwertige Produkte

Verwenden:

Vollkornprodukte (Brot, Kuchen, Nudeln, Reis)
Kartoffeln mit Schale gekocht (Pellkartoffeln)
Frische/getrocknete Kräuter anstatt Kochsalz
Pflanzenöle (Sonnenblumen-, Distel-,
Maiskeimöl, ...)

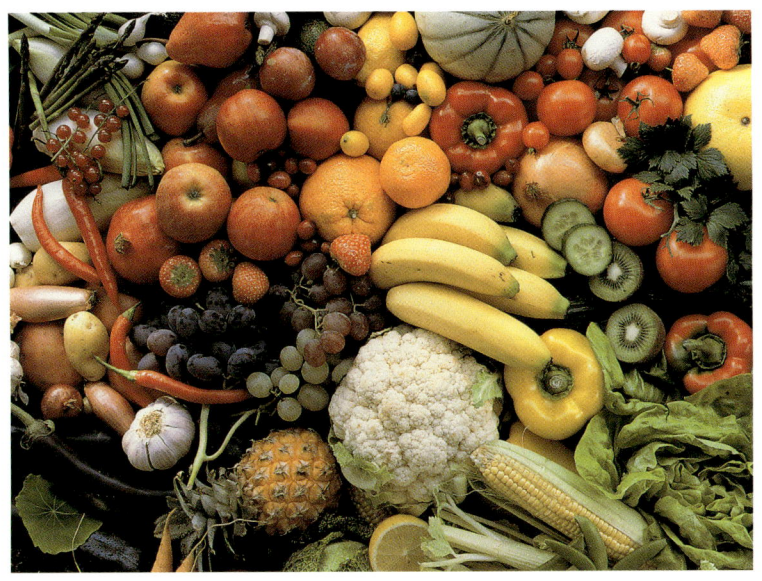

Obst und Gemüse
enthalten viele Vitamine
und Mineralstoffe.
Diese Stoffe schützen
auch unser Immunsystem
und helfen bei der
Krankheitsbekämpfung,
von der einfachen
Erkältung bis hin zu Herz-
Kreislauf-Erkrankungen.

Als Süßungsmittel: Trockenobst, zerdrückte
Banane, frisches Obst

Fettarme Käse-, Fleisch-, Fischsorten

Fettarme Produkte: Geflügel: -brust, -schlegel

Kalb: -filet, -schnitzel

Rind: -filet, -kamm

Wurst: Schinken ohne Fettrand, Corned beef,
Geflügelwurst, Lachsschinken, Sülze

Fisch: Schellfisch, Kabeljau, Schleie, Zander,
Scholle, Barsch Hecht, Forelle

Käse: Magerquark, Frischkäse, Harzer,
Limburger, Romadur

Käse unter 30 % Fett i. T.

Zubereitungsarten: *Günstig*: Dünsten, Dämpfen, Kochen im
Schnellkochtopf, Backen, Grillen, Braten
in beschichteten Pfannen, Bratschlauch
Ungünstig: Panieren, Frittieren, Kochen in
viel Wasser

Fettarme Fleisch-, Wurst-
und Fischsorten

Günstige und ungünstige
Zubereitungsarten

Sonstige Tricks für optimale Zubereitung

Weitere Empfehlungen:

Gemüse und Obst unzerkleinert, gründlich aber so kurz wie möglich waschen.

Garzeit so kurz wie möglich halten (Gemüse soll noch „Biß" haben und nicht zerfallen).

Gemüse in wenig Wasser garen.

Nur mit geschlossenem Kochgerät arbeiten.

Wenig Fett zum Braten verwenden.

Warmhalten von Speisen vermeiden, schnell herunterkühlen und bis zum Wiederaufwärmen kühl aufbewahren.

Rohkost erst kurz vor dem Verzehr verarbeiten und anrichten.

Die Scheibe Brot soll immer dicker sein als der Belag.

TIPP

Wer noch nicht an Mahlzeiten oder Snacks mit Vollkornprodukten gewöhnt ist, sollte den Verzehr sehr langsam und in kleinen Mengen steigern, um den Magen-Darm-Trakt behutsam an die ballaststoffreiche Kost zu gewöhnen. Gut kauen, ausreichend trinken!

Kinder selbst tolle Speisen zubereiten lassen

Schmackhafte Kinderküche aus optimierter Mischkost ist keine Hexerei. Mit wenigen Zutaten lassen sich abwechslungsreiche und leckere Gerichte zaubern. Wann immer Sie eine Möglichkeit dazu haben, beziehen Sie auch beim Kochen Ihre Kinder mit ein. Hier können Kinder vielfältige Erfahrungen sammeln, und am Ende haben sie noch das Erfolgserlebnis, selbst eine tolle Speise zubereitet zu haben.

Solche Erfolgserlebnisse fördern das Selbstwertgefühl und die Selbstständigkeit von Kindern. Sie lernen so schon in frühen Jahren, sich selbstbestimmt zu ernähren, und sind als Erwachsene ebenfalls nicht auf Fertiggerichte angewiesen. Für die Vorbereitung und Durchführung des Kochens hält FITOC für Eltern und Kinder auch eine Menge Anregungen und Tipps bereit. Die folgenden Rezeptvorschläge sind so ausgewählt, dass bei der Zubereitung der Gerichte Kinder ohne weiteres mithelfen können.

Ein neuer Tag beginnt – „Startschuss"-Powermüsli

Für 2 Portionen

1 Banane

1 Apfel

1 Orange

2 EL Rosinen

2 TL Leinsamen

2 EL Weizenkeime

14 EL Haferflocken

200 g Dickmilch

Zimt

1–2 TL Honig

100 ml Orangensaft

1.   Obst schälen und in kleine Stücke schneiden. Mit den Rosinen, Leinsamen, Weizenkeimen und Haferflocken mischen.

2.   Die Dickmilch mit den übrigen Zutaten verrühren und über das Müsli geben.

Mit einem leckeren Müsli den Tag beginnen

Beste-Laune-Pausenbrötchen

Für 1 Portion

1 Vollkornbrötchen

1 gestr. TL Butter/Margarine

2 Salatblätter

1 Tomate, Radieschen oder Salatgurke

1 Scheibe Schnittkäse (z. B. Gouda)

Mit einem köstlichen Pausenbrötchen für gute Laune sorgen

Mittagessen: Pinocchio-Klöße in Tomatensauce

Für 4 Portionen

1 Zwiebel

1 EL Olivenöl

500 ml Gemüsebrühe

200 Buchweizengrütze

1 Ei

Originelles Rezept für eine wohlschmeckende Mahlzeit am Mittag

50 g geriebener Käse

Salz, Pfeffer, Muskat

evtl. etwas Paniermehl

Für die Sauce:

1 Zwiebel

1 Knoblauchzehe

2 EL Olivenöl

1 Pckg. passierte Tomaten (500g)

100 ml Wasser

Salz, Pfeffer, getrocknete Kräuter

(z. B. Thymian, Oregano, Basilikum)

1.   Zwiebel klein schneiden und im heißen Öl dünsten, mit der Gemüsebrühe aufgießen und aufkochen lassen.

2.   Buchweizengrütze einrühren und bei schwacher Hitze etwa 15 Minuten aufquellen lassen. Den Brei etwas auskühlen lassen. Ei und Käse unterrühren und würzen.

3.   Acht Klößchen formen und in kochendes Salzwasser geben. Bei mäßiger Hitze etwa 15 Minuten ziehen lassen.

4.   Für die Sauce Zwiebel in kleine Stücke schneiden und zusammen mit der zerdrückten Knoblauchzehe in heißem Öl andünsten. Passierte Tomaten und Wasser aufgießen.

5.   Gut würzen und nochmals aufkochen lassen.

Originelle Dekorations-vorschläge

Das Auge isst mit/Schöne Dekoration: Auf jeden Kloß eine halbierte, ausgehöhlte Tomate als Hut setzen. Eine Möhre in kleine Stifte schneiden und diese als Nase aufsetzen. Als Augen eignen sich in Scheiben geschnittene Möhren, Gewürz-gurken oder gefüllte Oliven.

Nachtisch: 150 g frische Beeren.

Was Kinder sonst noch am Mittag schmeckt und ihnen bestens bekommt

Mittagessen für Kinder, die keine Tomatensauce mögen: Hähnchenkeule mit Blumenkohl

Für 1 Kinderportion

1 Stück Keule vom Huhn, 200 g

200 g Blumenkohl

etwas Salz und Pfeffer

wenig Muskat

etwas Paprikapulver

100 g Kartoffeln, 2–3 Stück

1.   Keule mit Gewürzen einreiben, grillen oder in Alufolie garen.

2.   Kartoffeln und Blumenkohl in Salzwasser garen, würzen.

Nachtisch: 150 g frische Beeren

Köstlichkeiten aus Neptuns Reich: Fischfilet im Gemüsebett

Für 4 Portionen

2 Zwiebeln

1–2 EL Olivenöl

2 Zucchini (400 g)

500 g Tomaten

Kräuterjodsalz, Pfeffer

1 Bund Dill

1 Bund Petersilie

500 g Fischfilet

Saft von $1/_2$ Zitrone

2 Eiweiß

100 g Gouda

1 EL Vollkornpaniermehl

1.   Zwiebeln schälen, halbieren und in feine Ringe schneiden.

2.   Die Zwiebelringe in heißem Öl andünsten und in eine Auflaufform geben.

3.   Zucchini und Tomaten waschen und in Scheiben schneiden. Ebenfalls in die Auflaufform geben, mit Salz und Pfeffer würzen.

4.   Die gehackten Kräuter über das Gemüse streuen (ein wenig zum Garnieren beiseite legen).

Köstlichkeiten aus Neptuns Reich: mager, lecker, bekömmlich

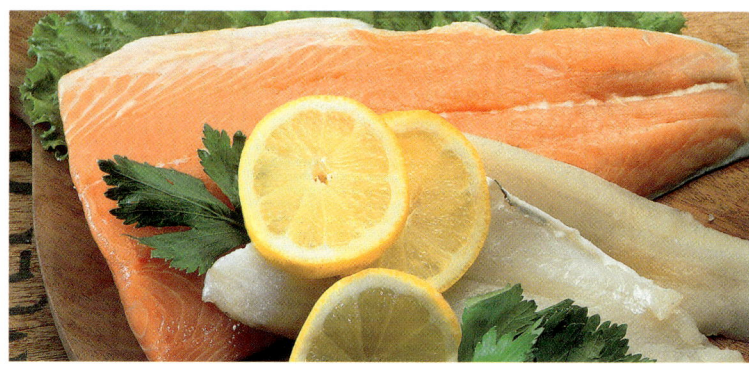

Fisch – in Zeiten von
BSE auch deshalb
empfehlenswert

5.   Das Fischfilet abspülen, mit Zitronensaft beträufeln, würzen und auf das Gemüse legen.

6.   Eiweiß steif schlagen. Gouda reiben und zusammen mit dem Paniermehl unter den Eischnee heben. Auf dem Fischfilet verteilen. Im Backofen bei 180–200 °C/Gas Stufe 2–3 etwa 25–30 Minuten backen.

Als Beilagen eignen sich vorzüglich Vollkornreis oder gekochte und in Scheiben geschnittene Pellkartoffeln, die Sie mit den Zwiebeln in die Auflaufform geben und mitgaren.

Nachmittagssnacks,
damit die Zeit bis
zum Abendessen nicht
zu lang wird

Zwischenmahlzeiten/Nachmittagssnacks
Dafür bieten sich an:
Knäckebrot mit Marmelade
1 Scheibe Knäckebrot
1 EL Speisequark, mager
$1/_2$ TL Marmelade

Bananenmilch
1 Tasse Magermilch/0,3 % Fett
$1/_2$ Banane
etwas Süßstoff
Geschälte Banane im Mixer pürieren (oder mit der Gabel zerdrücken), süßen, mit Milch vermischen

Obstquark
Für 2 Kinderportionen
250 g Magerquark
Saft einer kleinen Orange
1 Banane
etwas Kakaopulver zum Bestreuen
1.   Quark mit Orangensaft verrühren. Banane schälen, im Mixer
pürieren. Unter den Quark mischen.
2.   In Schälchen füllen und mit etwas Kakaopulver bestreuen.

Wenn der Tag sich neigt – Abendessen
Pikanter Hüttenkäse mit Knäcke
Für 4 Portionen
2 Becher Hüttenkäse
4 Scheiben gekochter Schinken (120–150 g), klein geschnittene
Kräuter, Salz, Pfeffer
Zutaten miteinander vermischen, auf 8 Scheiben Knäcke verteilen.

Köstlichkeiten für den Abend

Salat mit Käsewürfeln
Für 6 Portionen
1 gelbe Paprikaschote
1 rote Paprikaschote
1 großer Apfel
3 Möhren
1 kleine Dose Mais
   (285 g Abtropfgewicht)
250 g Gouda, gewürfelt
250 g Naturjoghurt
100 g saure Sahne
2 EL Sonnenblumenöl
Saft einer Zitrone
Salz, Pfeffer, Zucker
Kräuter (z. B. Petersilie)

1. Paprikaschoten putzen, Apfel und Möhren schälen. In kleine Stücke oder Scheiben schneiden. Zusammen mit dem Mais und dem Käse in eine Salatschüssel geben.
2. Aus den übrigen Zutaten eine Salatsauce bereiten und diese über den Salat geben.

Weitere Rezepte für leckere und gesunde Gerichte finden Sie in der einschlägigen Ratgeber-Literatur des Südwest-Verlags, ebenfalls ein Verlag in der Heyne-Ullstein-Verlagsgruppe.

Hurra, ich kann es!

Die ersten Erfolge sind wahrnehmbar – wir sind auf sicherem Kurs.

Bald werden sich weitere sichtbare Erfolge einstellen, und Sie hören und sehen Ihr früher trauriges und zurückgezogenes Kind immer häufiger lachen. Angewohnheiten, wie z. B. den Teller grundsätzlich leer zu essen, auch wenn Sättigung bereits eingetreten ist, oder jede Mahlzeit mit einem üppigen Dessert zu beenden, gehören nun der Vergangenheit an, ebenso das viele Naschen zwischendurch. Kurzum: Wir sind auf Erfolgskurs.

Jede Münze hat zwei Seiten – auch unsere Erfolgsmünze im Freiburger Therapieprogramm.

Doch Sie wissen auch: Wer rastet, der rostet nicht nur, sondern läuft Gefahr, dass die erzielten Erfolge nur von kurzer Dauer sind. Und wir wissen ebenfalls, dass Adipositas kein schnell lösbares Problem, sondern eine Situation ist, mit der Kinder und Jugendliche langfristig leben oder lebenslang sich auseinander setzen müssen. Dennoch, wir sind auf gutem Kurs: Drehen wir daher die Seite unserer Erfolgsmünze um, die Sie und Ihr Kind nun in den Händen halten, auf dessen Vorderseite „optimierte Mischkost" steht, und sehen wir uns seine Rückseite ebenfalls genauer an. Dort steht ebenso klar: ohne Bewegung kein Erfolg und keine Chance auf Dauer. Auch dafür hat aber die Natur Kindern in aller Regel gute Anlagen mit in die Wiege gegeben, denn Kinder wollen Erfahrungen machen, sie wollen sich auf Dinge zubewegen, diese berühren, anfassen, untersuchen – Kinder wollen ihre Umwelt verstehen, sie „begreifen". Das ist jedoch nur möglich, wenn sie die Chance und die Reize bekommen, ihre sensomotorischen Fähigkeiten zu trainieren. Die Zahl der Kinder, die über Adipositas hinaus auch an Störungen der Bewegungskoordination leiden, nimmt ständig zu: Kinder, die nicht rückwärts gehen können, nicht springen, nicht balancieren, oft stolpern oder fallen und die sich nicht selten dabei verletzen, weil sie den Sturz nicht mit den Händen abzufangen vermögen – bei diesen Kindern ist oft der Gleichgewichtssinn nicht richtig ausgebildet. Und obwohl Muskulatur und Nervensystem anscheinend normal arbeiten, kann das Gehirn diese nicht aufeinander abstimmen. Der Grund dafür ist schlicht Mangel an motorischer Erfahrung: Enge Wohnungen, verkehrsreiche Straßen, zugeparkte Bürgersteige in den Großstädten oder die für Kinder häufig reizlos und steril gestalteten Neubausiedlungen setzen dem natürlichen Bewegungsdrang Grenzen, es bestehen kaum noch Möglichkeiten, Motorik und Gleichgewichtssinn zu trainieren.

Kinder, deren Bewegungsspielraum eingeschränkt ist, ziehen sich gerne in die häusliche Umgebung zurück, dort übernehmen dann Fernseher und Computer die Rolle von Spielkameraden oder Aufsichtspersonen. Die Kinder werden zu Stubenhockern und sind kaum noch körperlich aktiv. Die Folgen sind über Adipositas hinaus muskuläre Schwächen und erhebliche Haltungsschäden. Dem will FITOC auch an ganz zentraler Stelle entgegenwirken und deshalb kommen wir nun zum weiteren wichtigen Kapitel „Flitzen statt sitzen".

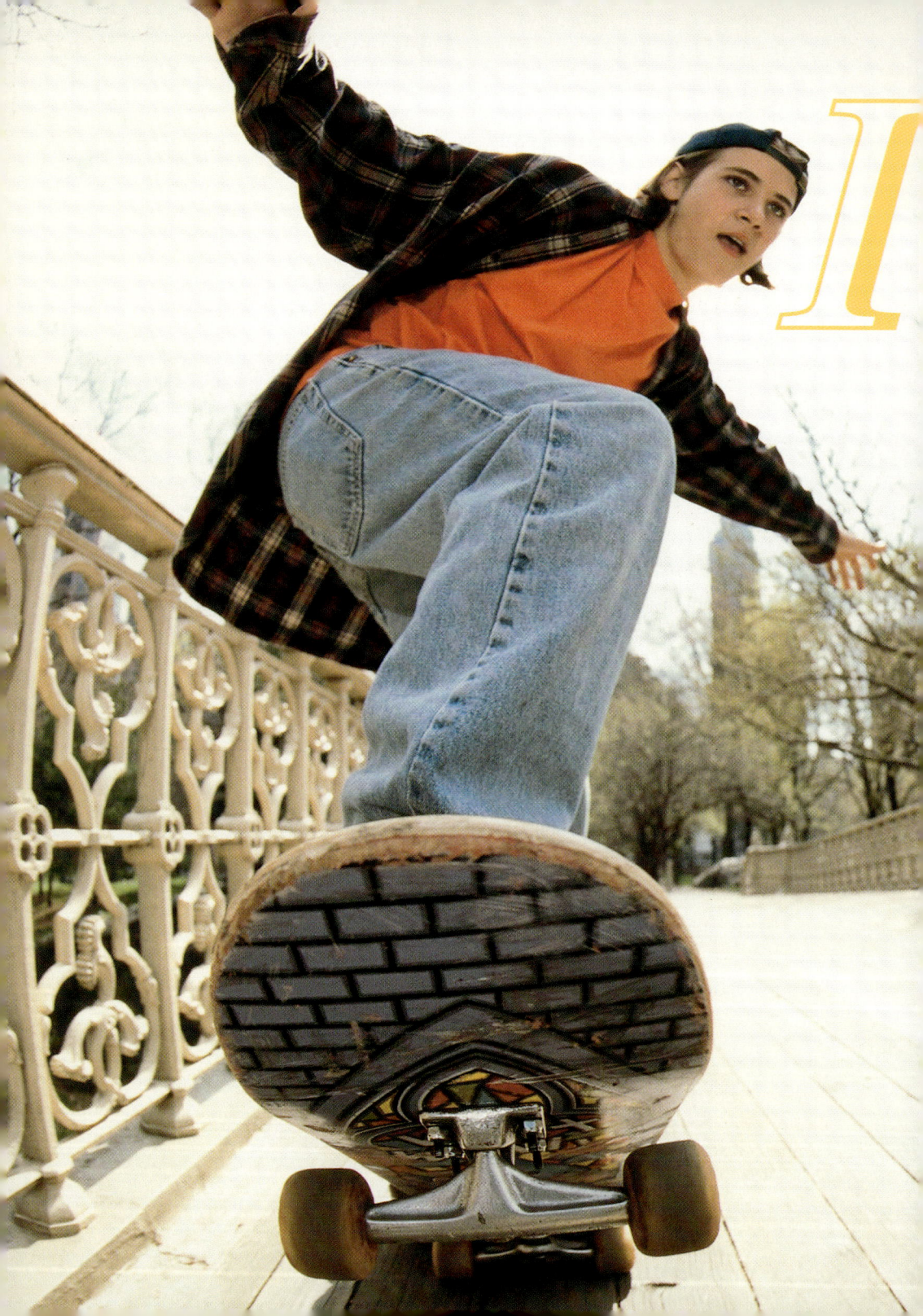

Flitzen statt sitzen

„Im Jahr 2030 wird die Aufgabe von uns Ärzten darin bestehen, die Leute daran zu erinnern, dass sie sich überhaupt bewegen müssen", sagt Professor Aloys Berg, ohne dessen Engagement und wissenschaftliche Rahmenbedingungen, die er hier in Freiburg geschaffen hat, FITOC nicht denkbar wäre. Ein Kollege von ihm bestätigt die düstere Prognose: „Vor 20 Jahren haben wir eine Umfrage durchgeführt, welchen Sport die Leute betreiben. Sie gaben meist Fußball oder Jogging an. Letztes Jahr haben wir wieder eine Umfrage durchgeführt, und die Leute haben auf dieselbe Frage geantwortet, welches Videospiel sie benutzen."

In Zeiten von Homebanking, E-Mail und Essen auf Bestellung ist das Motto der Bringdienste „Sie sitzen, wir flitzen" zur selbstverständlichen Erwartungshaltung vieler geworden.

Unsere heutigen gesellschaftlichen Strukturen drängen daher den natürlichen Bewegungsdrang immer mehr in den Hintergrund. Der Schwerpunkt bei Kindern, Jugendlichen und Erwachsenen liegt im Bereich der Kopfarbeit, sitzende Tätigkeiten sind über Schule, Beruf, Computer und Fernsehen vorgezeichnet. Statt zum Ausgleich ihrer Anstrengungen in Schule oder Beruf etwas Sport zu treiben und ihr Sitzfleisch zu bewegen, sehen sich viel zu viele Sport nur im Fernsehen oder Video an und erreichen ihr

Dem zivilisationsbedingten Zurückdrängen des natürlichen Bewegungsdrangs entgegenwirken!

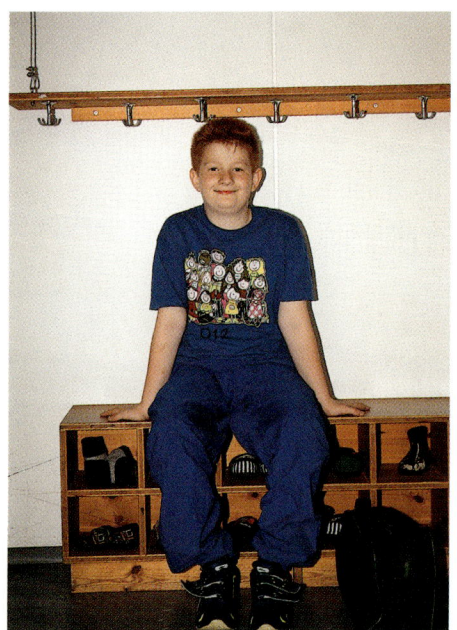

„Sport macht mir inzwischen sehr viel Spaß", sagt Daniel, und das sieht man dem frohen, selbstbewussten Jungen auch an.

Maximum an körperlicher Aktivität bereits mit dem Gang zum Kühlschrank. Hinzu kommt auch, dass die Bewegungsräume heute sehr stark eingeschränkt sind – welches Kind kann noch auf der Straße spielen?

Die Vorstellung, Kinder und Jugendliche seien von Natur aus körperlich aktiv, ist daher eher eine Wunschvorstellung, als dass sie der Realität noch entspricht. Tatsache ist, dass sich heute Kinder und Jugendliche deutlich weniger als ihre Altersgenossen vor zehn oder 20 Jahren bewegen. Wissenschaftliche Untersuchungen haben gezeigt, dass zwischen dem täglichen Fernsehkonsum und der Häufigkeit der Adipositas eine „Dosis-Wirkungs-Beziehung" besteht. Innerhalb von vier Jahren wurden Jugendliche mit mehr als fünf Stunden Fernsehkonsum pro Tag 4–5mal häufiger adipös als solche mit einem Fernseh- und Videokonsum von unter zwei Stunden pro Tag. Ob allein die körperliche Inaktivität durch Fernsehen zur Gewichtszunahme führt oder ob die erhöhte Nahrungsaufnahme z. B. durch fettreiche Chips verursacht wird, ist zwar nicht differenziert dargestellt, aber erfahrungsgemäß darf davon ausgegangen werden, dass sich beide Ursachen gegenseitig bedingen und somit die Problematik verschärfen. Bekannt ist aber auch aufgrund einschlägiger Untersuchungen, dass Kinder von körperlich aktiven Eltern 2–3,4mal aktiver sind als Kinder von inaktiven Eltern. Die Vorbildfunktion der Eltern hat in Bezug auf körperliche Aktivität einen ebenso hohen Stellenwert wie bestimmte Essgewohnheiten, Esskultur und Tischatmosphäre, mit denen wir uns schon in den vorangegangenen Abschnitten befasst haben.

TIPP

Gehen Sie als Eltern auch in Bezug auf einen aktiven Lebensstil, der neben gesunder und richtiger Ernährung ganz bewusst Sport vorsieht, mit gutem Beispiel voran. Werden Kinder vom Elternhaus darin wenig unterstützt, oder werden sie gar vernachlässigt, erhöht sich das Adipositasrisiko um ein Mehrfaches.

Motorik heißt Entwicklung

Bewegung ist das Lebenselement für ein gesundes Kind. Eltern, die ihr Kind von dieser Seite her richtig ansprechen, indem sie selbst mit gutem Beispiel vorangehen, können grundsätzlich mit einer Bereitschaft und Teilnahme an sportlicher Aktivität rechnen.

Im ständigen Streben nach Bewegung sah im Übrigen bereits der große Pädagoge Johann Heinrich Pestalozzi, seiner Zeit weit voraus, einen echten Anfang und Leitfaden nicht nur für die Ausbildung der vielseitigen Anlagen unseres Körpers, sondern auch des „Herzens und des Geistes". Keine dieser Anlagen sollte nach seiner Überzeugung un- oder unterentwickelt bleiben, weil die Entwicklung der einen Anlage nicht nur mit der anderen untrennbar verbunden ist, sondern sich auch eine jede dieser Anlagen „vermittels der anderen und durch sie" entwickelt. Nur selten wurde auf pädagogischem und sportwissenschaftlichem Fachgebiet die organische Einheit, Integriertheit und Wechselwirkung aller menschlichen Anlagen so klar erkannt und so allgemein verständlich gut beschrieben und dargestellt wie durch Pestalozzi.

Indem sich das Kind vielfältig bewegt und im Spiel betätigt, erarbeitet es sich zugleich nach und nach die Welt, von der es umgeben ist. Es lernt die Gegenstände seines nahen und weiteren Lebensraums durch Be-Greifen, Be-Tasten, Be-Handeln und Be-Sichtigen, also mit Hilfe der Bewegungen kennen und in ihren spezifischen Eigenschaften, Formen, Umgangsqualitäten und räumlich-zeitlichen Beziehungen mehr und mehr unterscheiden. Seine koordinierten Bewegungen dienen also schon zur Lösung bestimmter Aufgaben und werden damit zur Quelle kognitiver Prozesse, was bedeutet, dass sinnliche Erkenntnisse und Bewegung zu *einem* Prozess verschmelzen. Hier liegt auch die fundamentale Bedeutung der vielseitigen Bewegungsaktio-

Bewegung, ein Lebenselixier für Ihr Kind.
Dazu Nina: „Sport kann mehr Spaß machen als immer vor der Glotze zu sitzen. Wenn ich irgendwie früher sportlich aktiv geworden wäre, dann würde mir Bewegung heute leichter fallen."

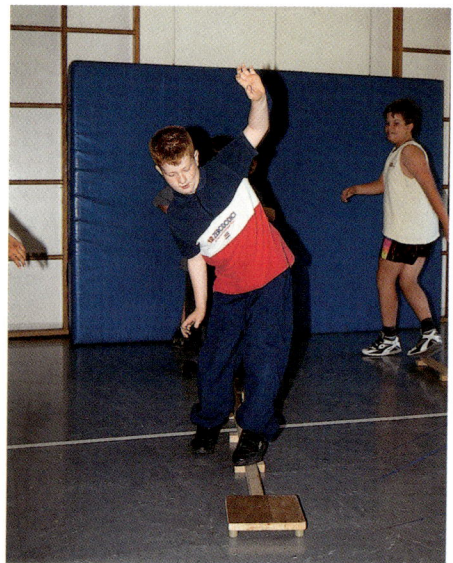

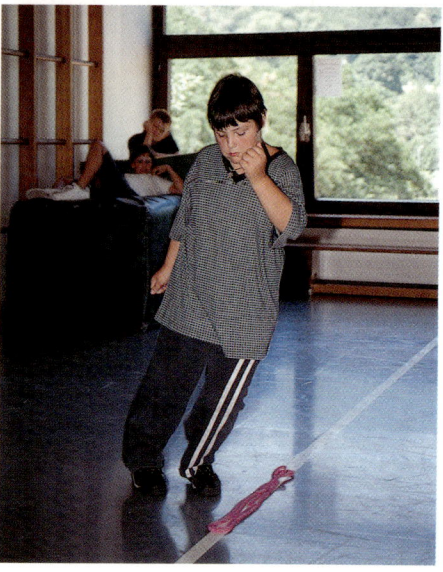

nen im Kindesalter, da sich in diesem Werdeprozess auch die Entwicklung der Sprache und des Denkens vollzieht. Gleichzeitig mit der beginnenden sensomotorischen Orientierung in der umgebenden Welt muss das Kind die Aufgabe lösen, seine motorischen Anlagen, Fähigkeiten und sein Bewegungskönnen bis zu dem in seiner Umwelt erforderlichen Umfang zu entwickeln.

Das Kind muss nach und nach die gesamte Motorik, die es später in noch größerem Maß benötigt, *selbsttätig* erwerben, üben und bewusst steuern lernen. In diesem Prozess werden seine motorischen Reaktionen zwar durch die Umwelt angeregt und ausgelöst, aber deren Wirksamkeit wird von Anfang an entscheidend ausgewählt und organisiert durch das menschliche Umfeld.

Ohne das Beispiel und Vorbild, ohne die unermüdlich helfende Unterstützung und Ermunterung durch die Eltern ist es nicht möglich, dass ein Kind in wenigen Jahren eine Entwicklung durchläuft, für die die Menschheit viele Jahrtausende benötigte. Das Kind muss sich den überlieferten großen Vorrat an Bewegungserfahrungen und Bewegungsfertigkeiten ebenso wie die motorischen Eigenschaften im wahrsten Sinne des Wortes erst erwerben, um sie zu besitzen.

Zur Überprüfung der Koordinationsfähigkeit zu Beginn des FITOC-Programms dient der so genannte krk-Test nach Kipphard. Er umfasst: Rückwärts balancieren (Bild oben); seitliches Hin- und Herspringen (Bild unten); seitliches Umsetzen (gegenüber liegende Seite oben); Überspringen eines Hindernisses auf einem Bein (gegenüber liegende Seite unten).

Jedes Kind sollte sich schon frühzeitig im Spiel, zunehmend dann mit größerer Zielstrebigkeit und Anleitung im Erwerb und Erlernen von Sportformen und Sporttechniken üben. Dabei leisten dem Kind zwar erfahrene Lehrer und Trainer wertvolle Hilfe, indem sie ihm die bereits bekannten und erprobten Wege, ebenso Techniken zur Lösung bestimmter Bewegungsaufgaben methodisch vermitteln, aber ihre Hilfe ist eigentlich nur eine Hilfe zur Selbsthilfe, denn das lernende Kind muss den Weg zur Lösung neuer Aufgaben letztlich selbsttätig und aus eigener Kraft gehen lernen.

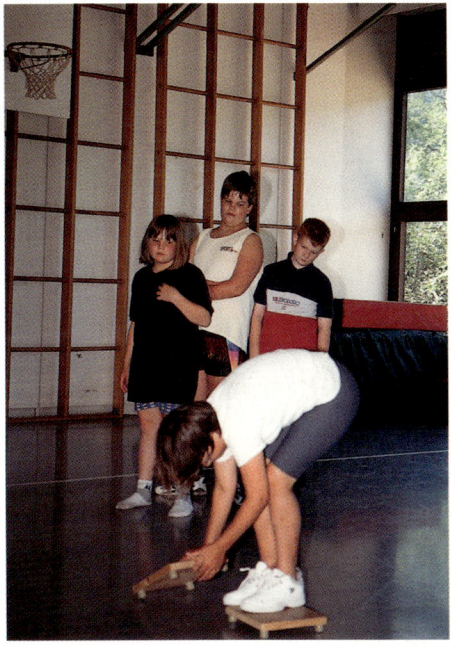

Das motorische Lernen kann in seinem Stellenwert gar nicht hoch genug angesetzt werden, denn es ist für das Kind stets ein sehr aktiver Prozess, ein *eigenständiger* Erwerb, der umso bildungswirksamer wird, je mehr das lernende Kind sich zu einem bewussten und denkenden Menschen entwickelt.

Es ist allgemein bisher viel zu wenig beachtet worden, dass bereits im Kindes- und Jugendalter ein unerschöpflicher Reichtum an variablen und anpassungsfähigen Bewegungen und Bewegungskombinationen eigentätig erworben wird bzw. erworben werden muss. Eine erste aufgabenbedingte und objektbezogene Koordination der gesamten Motorik muss daher schon im frühen Kindesalter erfolgen. Der Grad der koordinativen Organisation ist an den sicht- und wahrnehmbaren Bewegungsleistungen des Kindes und Jugendlichen am besten erkennbar.

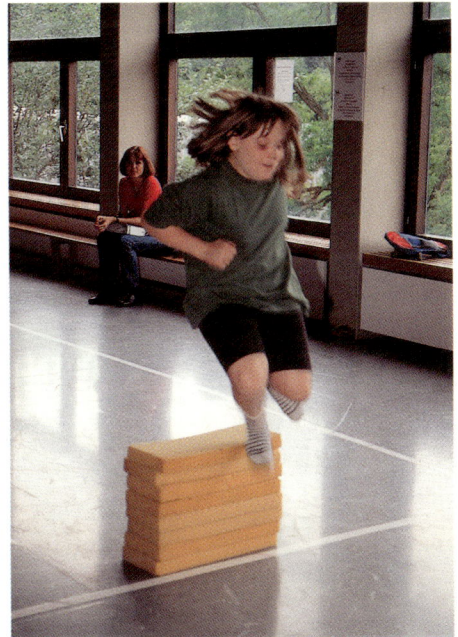

Es gilt daher, Kinder und Jugendliche in und außerhalb der Schule möglichst häufig einen Anstoß zu geben, indem wir sie vor sinnvolle, altersgemäße Aufgaben stellen, die selbsttätig motorisch bewältigt werden müssen. Großer Wert sollte dabei auch auf Freizeitaktivitäten und Sportarten gelegt werden, die Kindern und Jugendlichen auch Spaß machen. Dazu gehören: Inline-Skating, Kickboard, aber auch Skilauf, Schlittschuhlaufen, Schwimmen, Geländespiele und viele Spiele, die möglichst draußen stattfinden sollten.

Freizeitaktivitäten, die Kindern Spaß machen

Da in Zukunft noch höhere Anforderungen an die betont geistigen Fähigkeiten und an das intensive Lernen gestellt werden, muss gleichzeitig auch die vielseitige motorische Ausbildung im Sport mehr Beachtung finden. Auch das geistige Wachstum und Reifen ist nicht ohne Wurzeln möglich. Diese Wurzeln aber liegen in der Tätigkeit, im sensomotorischen Bereich.

Selbstverständlich dürfen wir uns diesen komplizierten Bildungsprozess nicht so vereinfacht vorstellen, als ob die sehr gute motorische Entwicklung und Ausbildung gleichsam automatisch auch eine entsprechend gute seelisch-geistige Entwicklung des jungen Menschen bewirken und garantieren müsse. Die entscheidende Funktion der Motorik besteht aber darin, dass *ohne sie* die unerlässlichen Grundlagen und Voraussetzungen für eine vollwertige und geistige Entwicklung und Leistungsfähigkeit nicht gegeben sind. In einer hochtechnisierten Welt kann die erforderliche Frische und geistige Spannkraft nur bei hoher Vitalität und einem gesunden, körperlichen Zustand erreicht werden.

Motorik – Grundlage und Voraussetzung für vollwertige körperlich-geistige Entwicklung und Leistungsfähigkeit

Forschung und Praxis belegen auch vor diesem Hintergrund, dass Programme, die wie FITOC möglichst frühzeitig mit Präventiv- und Therapiemaßnahmen beginnen – am besten im Grundschulalter – und in einem familienorientierten Ansatz auf die Steigerung der körperlichen Aktivität abzielen, zu beachtlichen Erfolgen führen.

Die bisher vorliegenden Ergebnisse zum Freiburger Programm zeigen bei 70 % einer Stichprobe von 237 Kindern nach acht Monaten nachweisbare Gewichtsverbesserungen. Zusätzlich finden sich beachtliche Veränderungen von Fitness (+ 22 %), Aktivitätsverhalten (wöchentliche Freizeitaktivität: + 62 %) und im Stoffwechselprofil (LDL-Cholesterin: – 10 %, HDL-Cholesterin: + 8 %).

Es besteht also kein Zweifel, dass regelmäßige körperliche Aktivität in der Prävention und Therapie der Adipositas einen hohen Stellenwert einnimmt. Im Rahmen der Gewichtsreduktion bei sehr ausgeprägter Adipositas ist der Gewichtseffekt zwar eher moderat, es zeigen sich aber deutliche Vorteile für die Stabilisierung des Gewichtserfolgs.

Bereits eine konsequente Steigerung der Alltagsaktivität wirkt sich ausgesprochen günstig aus.

Wissenschaftliche Studien gehen davon aus, dass Sport als Gesundheitskonzept in der Freizeitgestaltung und der Sporttherapie einen zusätzlichen Energieumsatz beinhalten sollte. Angestrebt werden Alltagsaktivitäten und drei Sporteinheiten pro Woche für 40–60 Minuten mit einem Energieumsatz von mindestens 2000 kcal.

Fragebögen und Aktivitätsprotokolle, die wir innerhalb des FITOC-Programms regelmäßig erstellen, ergeben, dass gerade bei übergewichtigen Eltern die körperliche Inaktivität im Vordergrund steht und daraus resultierend auch die Kinder in diesen Familien passiv sind. Häufig wehren sich Kinder aber aus unterschiedlichsten Gründen, mit ihren Eltern gemeinsam Sport zu treiben. Sei es, dass diese immer alles besser wissen, oder aber, dass sie das, was den Kindern Spaß macht, nicht anbieten können oder wollen. Es findet sich aber meist ein Freund oder eine enge Bezugsperson, die als Partner mitmachen kann und häufig

TIPP

Um den Energieverbrauch zusätzlich zu erhöhen, kann ich zu Sport als Freizeitaktivität wie ihn Nina ebenfalls regelmäßig und mit gutem Erfolg betreibt, nur ausdrücklich ermutigen. Bewegungssteigerung gilt heute als unverzichtbare, wichtige Komponente jedes Präventions- und Therapieprogramms. Es sollte aber nach den Wünschen und Erfordernissen des jeweiligen Kindes/Jugendlichen gestaltet werden, um möglichst gute Langzeitergebnisse zu erzielen.

Was wissenschaftliche Studien belegen und unsere Fragebögen sowie Aktivitätsprotokolle ergeben.

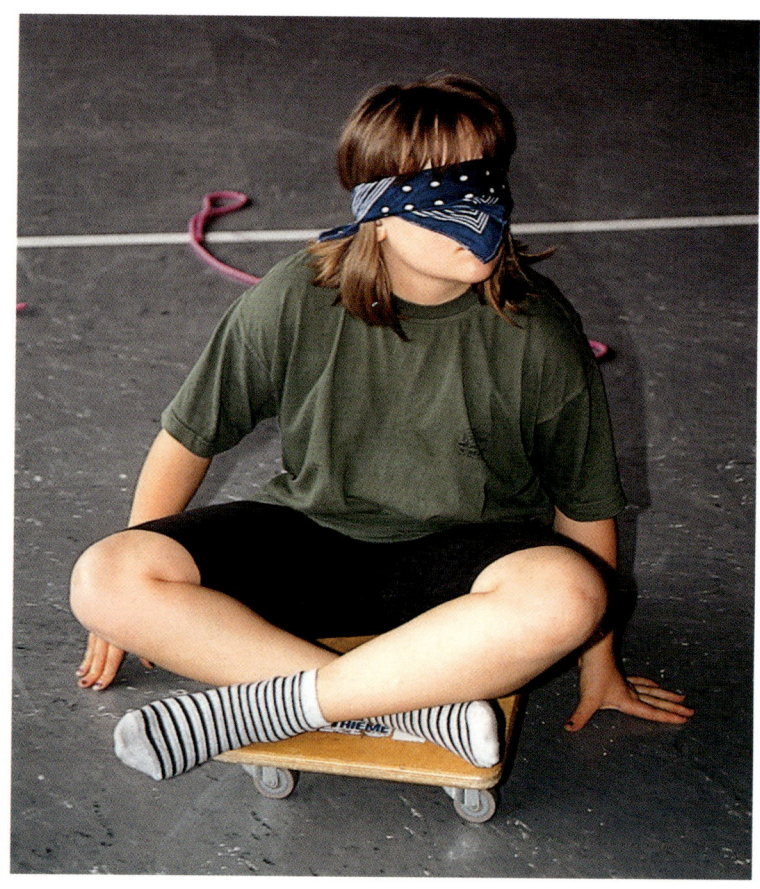

Auf dem Rollbrett sitzend
und mit verbundenen
Augen als „blinde Kuh"
stehen den Kindern
ganz neue Wahrneh-
mungsbereiche offen.

Die Zeit der Nutzung
neuer Medien verringern
und durch Bewegung
ersetzen

eine besseres „Modell" für Ihr Kind sein kann. Einige Anleitun-
gen als Orientierungshilfe wollen wir im Folgenden ansprechen.
Wie immer sind selbstverständlich Ihnen als Eltern und im
Zusammenwirken mit Ihren Kindern dabei der Phantasie keine
Grenzen gesetzt.

Es kommt vor allem darauf an, die Stunden vor dem Fernseher,
Computer oder Videogerät zu verringern und gezielt durch
Bewegung zu ersetzen.

Wie ich oben bereits ausgeführt habe, begreifen Kinder, je größer
sie werden, die Bewegung ihres Körpers in Relation zu der sie

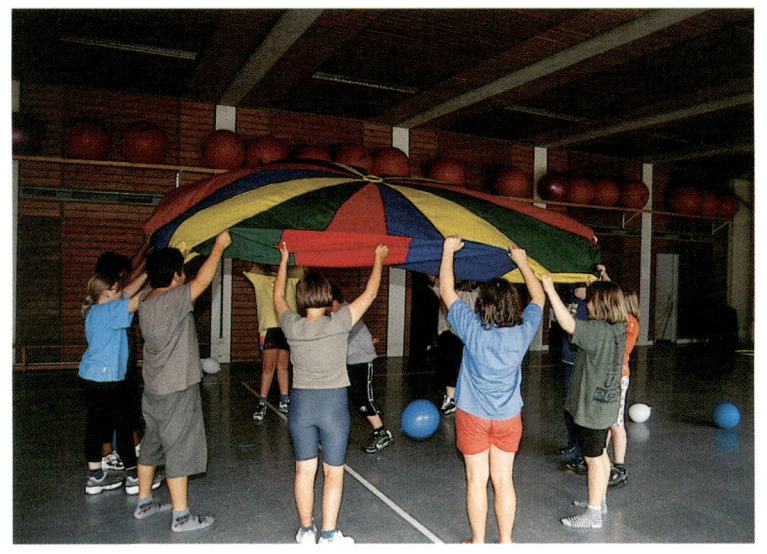

Spiele mit dem Fallschirm ermöglichen eine große Erlebnisvielfalt wie z.B. durch Phantasiereisen. Sie fördern die Gruppendynamik und motivieren auf spielerische Weise zu Ganzkörperbelastungen.

umgebenden Welt. Dieses allmählich wachsende Raum- und Körperbewusstsein und damit einhergehend die Fuß- und Hand-zu-Auge-Koordination sind die entscheidendsten motorischen Fähigkeiten, die ein Kind z.B. im Lauf des fünften Lebensjahrs lernt. Zur Praxisanregung können schon für Kindergartenkinder körperliche Übungen so zusammengestellt werden, dass sowohl die Koordination als auch das Herz-Kreislauf-System davon profitieren. Kräftigungsübungen wie Drücken/Halten, Schaukel und Liegestütz tragen zur Entwicklung starker Knochen und Muskeln bei. Oberstes Gebot bei allen Übungen ist, dass sie Freude und Spaß an der Bewegung machen.

Die Aufmerksamkeitsspanne kleiner Kinder ist sehr begrenzt – eine kreative Atmosphäre, eine spielerische Annäherung an Fitness und Bewegung versprechen daher den größten Erfolg. Hier nun ein paar exemplarische Partnerübungen, wie Kinder – weg von der virtuellen, über die Massenmedien geprägten, reizüberfluteten Umwelt – wieder lernen zu fühlen, anzufassen und die/den anderen zu spüren.

Partnerübungen, durch die Kinder wieder lernen zu fühlen und die/den anderen wahrzunehmen

Flugzeug: Das Kind hält die Arme zur Seite; mit dem Gesicht zu ihm fasst der Partner seine Hände. Man tut, als seien die Arme Tragflächen eines Flugzeugs, indem man sie erst zur einen, dann zur anderen Seite schräg nach unten hält.

Einfache Übungen, die Kindern Spaß machen, die Motorik schulen und die Muskulatur kräftigen

Drücken/Halten: Das Kind streckt die Arme nach oben. Der Partner steht frontal zu ihm und hält seine Hände. Das Kind drückt nun abwechselnd gegen den linken und rechten Arm, der Partner drückt zurück. Dadurch kommen Muskelanspannung und aufrechte Haltung zustande.

Widerstand: Die Partner schieben sich gegenseitig weg, im Gehen, im Laufen. Das Körpergewicht gibt den Widerstand. Das Gewicht darf nicht zu unterschiedlich sein oder muss ausprobiert werden.

Kniebeuge stehend: Die Partner stehen sich gegenüber und halten die Hände fest. Beide beugen ihre Beine und tun so, als setzten sie sich auf einen Stuhl, ohne dabei die Füße vom Fleck zu bewegen. Diese Übung kräftigt Oberschenkel- und Gesäßmuskeln. Nicht loslassen. Vertrauen muss bestehen.

Rad fahren: Wer noch kein Rad hat, kann auch mit dem Partner liegend spiegelbildlich, vorwärts und rückwärts als Alternative Rad fahren.

Zehenspiel: Zur Dehnung der Beine sitzt man sich mit vorgestreckten Beinen gegenüber. Beim Kommando „Anziehen" ziehen beide die Zehen an, bei „Strecken" werden die Füße gestreckt.

Enorm wichtig für Kinder: Materialerfahrung und Gewöhnung an die Spielgeräte

Materialerfahrung und Gewöhnung sind für Kinder enorm wichtig. Somit ist jede Art von Ball, wie Pezzibälle, Igelbälle oder Luftballons anregende Spielgeräte, die sich immer auch als freudig aufgenommenes Geschenk eignen.

Ballspiele eignen sich vorzüglich für die Schulung der Auge-zu-Hand-Koordination. Kinder mögen Kommandospiele. Sie reagieren auf einmal oder zweimal Klatschen mit Entengang, Riese oder Zwerg und können im Spiel auf Kommando Hektik,

Müdigkeit oder andere emotionale Reaktionen als Spielgedanke umsetzen.

Viel Freude kann man Kindern mit Phantasiegeschichten machen, wie z. B. „Ein Tag im Dschungel" oder „Wir bereiten eine Reise vor und gehen in Urlaub".

Im Dschungel werden einige Tiere nachgemacht. Das Nachahmen der Fortbewegungsart bestimmter Tiere macht nicht nur Spaß, sondern entwickelt auch das Gefühl der Kinder für die Bewegungen ihres Körpers. Die folgenden fünf Übungen sind hervorragend geeignet, dem Kind die Koordination von oberer und unterer, rechter und linker Körperhälfte nahe zu bringen.

Robbe: Das Kind liegt auf dem Bauch, sein Körpergewicht ruht auf Armen und Schultern. Eine Hand vor die andere setzen, über den Boden „robben", die Beine schleifen lassen.

Spinne: Das Kind beugt den Oberkörper nach vorn und setzt die Hände möglichst nah auf den Boden auf. Hände zwei Schritte weiter vorsetzen, ohne die Füße zu bewegen. Dann mit den Füßen zwei Schritte nach vorn machen, ohne die Hände zu bewegen. Auf diese Weise weiter fortbewegen.

Krabbe: Das Kind liegt mit dem Rücken auf einer Gymnastikmatte. Auf allen vieren nach oben kommen. Das Körpergewicht ist auf Arme und Beine verteilt. Rückwärts gehen, erst linken Arm und rechtes Bein zurücksetzen, dann rechten Arm und linkes Bein.

Känguru: Oberkörper leicht nach vorn beugen. Beine etwas anwinkeln und Arme hinter dem Körper halten. Vor dem Sprung die Arme nach vorn ziehen, um mehr Schwung zu bekommen.

Elefant: Im Stand beugt das Kind den Oberkörper von der Hüfte aus weit nach vorn, bis die Hände den Boden berühren. Dann rechten Arm und rechtes Bein gleichzeitig vorsetzen und auf

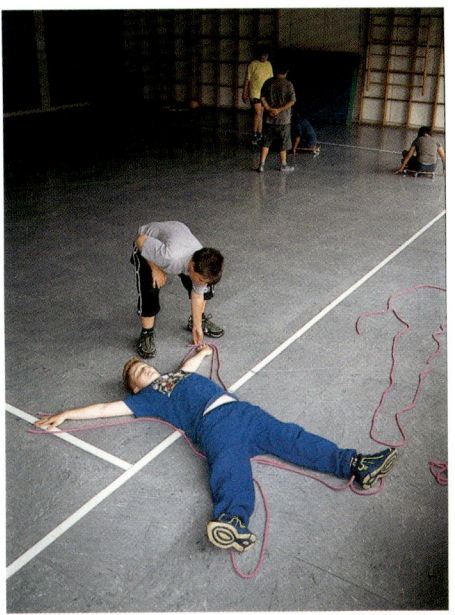

Einfache spielerische Elemente zur Körperwahrnehmung wie „Körperumrisse legen" bereiten Kindern viel Spaß und sind wichtige Grundlagen motorischer Entwicklung.

diese Weise einen Schritt nach vorn machen. Anschließend den linken Arm und das linke Bein vorbringen.

Regenwurm: Für diese Ganzkörperdehnung liegt das Kind zuerst flach auf dem Rücken; beide Arme sind über dem Kopf gestreckt. Zur Seite, auf den Bauch und zur anderen Seite rollen. Bei der einfacheren Variante des Regenwurms hält das Kind die Knie angewinkelt. Auf dem Rücken beginnen, zur Seite, auf den Bauch und auf die andere Seite rollen.

Wie schon erwähnt, sind Kinder für Bewegungsgeschichten sehr offen.

Wenn ich eine Reise vorbereite, muss ich Folgendes tun: „Ich stehe auf, gehe ins Bad, putze die Zähne, wasche mich gründlich, kämme mich, ziehe mich an, richte mein Frühstück, wer macht noch was anderes?"

Alle anderen Kinder machen es nach. Richten ihren Koffer, holen alle Klamotten ganz oben aus dem Schrank, haben noch ein Geschenk im Keller oder auf dem Speicher versteckt ... Endlich ist der Koffer gepackt, das Auto aus der Garage gefahren, alles gepackt. Wir fahren, kommen am Flughafen an, fliegen planmäßig ab. Unterwegs haben wir viele Luftlöcher, weil schlechtes Wetter aufkommt, landen im Gewitter (alle machen auch die Geräusche nach), kommen ins Hotel, schleppen die Koffer ins Zimmer und fallen todmüde ins Bett ... Der Phantasie sind keine Grenzen gesetzt.

Zur räumlichen und weiteren Körperwahrnehmung eignet sich das Kutscher- oder Pferdchenspiel: Ein Partner mit offenen Augen als gesundes Pferd, das an den Zügeln geht, abwechselnd Pferd und Kutscher, dann alles mit einem kranken Pferd wiederholen – die Augen sind geschlossen. Dann muss der Kutscher bei jeder Bewegung im Raum genaue Anweisungen geben.

Ebenso ist das Roboterspiel als Partnerübung gedacht. Einer gibt dem anderen durch Berühren die Richtung im Raum an, auf weitere vorab vereinbarte Kontakte wird angehalten, gestoppt

Kinder sind vor allem für Bewegungsgeschichten sehr offen.

Wenn es um spielerische Vermittlung besserer Körperwahrnehmung geht, sind der Phantasie keine Grenzen gesetzt.

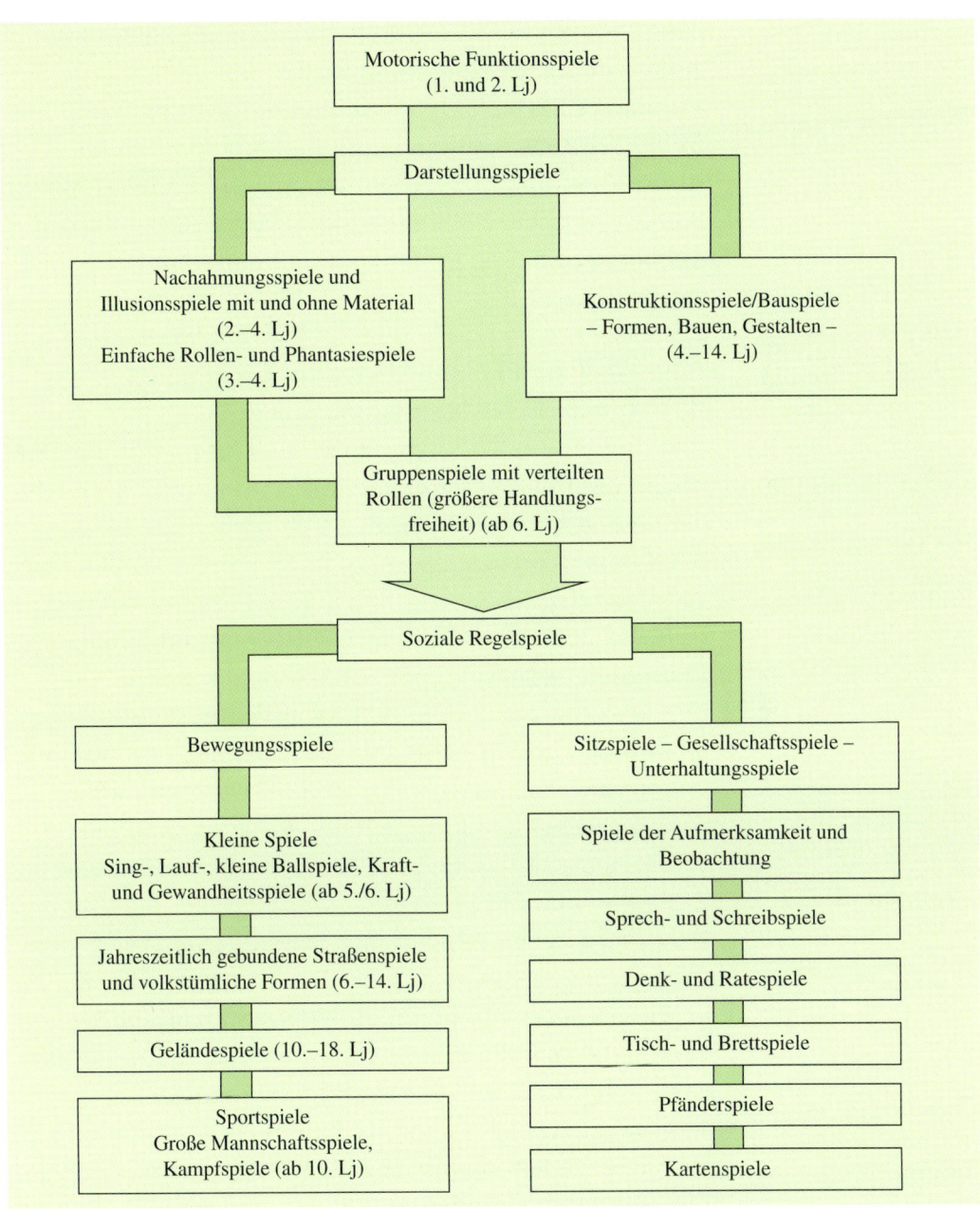

Bevorzugte Spielarten im Verlauf der Entwicklung des Menschen (nach Döbler/Scheidereit)

oder sich schneller bewegt. Dann schließt der Geführte die Augen und erhält wieder die Kontakte.

Insgesamt muss nur die Phantasie immer wieder angeregt werden, egal von wem, nur Passivität zählt nicht!

Wer von Ihnen darüber hinaus auch für ältere Kinder bevorzugte Spielarten sucht und sich einen Überblick verschaffen möchte, kann dies anhand der auf Seite 141 stehenden Grafik tun.

Ist ausreichender und richtiger Schulsport gesichert?

Richtiger bzw. ausreichender Schulsport: Worauf Sie als Eltern unbedingt achten sollten.

Jürgen Weis von der Universität Koblenz-Landau hat vor Ort bei Lehrern, Schulleitern, Eltern und Schülern zum Thema Schulsport nachgefragt. Aus einer Veröffentlichung (zitiert nach „Sport in Schule und Verein" von Manfred Dietz) fasse ich im Folgenden die interessantesten Ergebnisse zusammen:

- Grundschüler erhalten im Durchschnitt 3–4 Sportstunden vorwiegend als Einzelstunden und etwa zur Hälfte gemeinsam mit Jungen und Mädchen (koedukativ).
- Erfreulich sind in Grund- und Hauptschulen die Gruppenstärken von nur 12 bzw. 13 Schülern. Bei der Realschule scheint mit 22 Schülern pro Übungsgruppe die Grenze des Machbaren erreicht zu sein.
- Nur 60 % der an den Grundschulen Sportunterricht erteilenden Lehrer sind Fachlehrkräfte.
- Obwohl an den Gymnasien der Anteil der Fachlehrkräfte fast 100 % erreicht, werden nur bei etwa der Hälfte aller Klassen die vorgeschriebenen 3–4 Wochenstunden gegeben. Der Grund: genereller Lehrermangel.
- Bei über 50 % der Gymnasien, ca. 33 % der Grund- und Realschulen sowie 20 % der Hauptschulen liegt der Sportplatz mehr als zehn Minuten entfernt.

- Nur etwa 10 % der Schulen können regelmäßigen Schwimmunterricht anbieten. Die Hallenbäder – falls vorhanden – liegen in $^2/_3$ aller Fälle mehr als zehn Minuten entfernt und stellen nur begrenzt Zeiten (bzw. Bahnen) zur Verfügung.
- Sport-AGs werden an 31 % der Grundschulen, 82 % der Hauptschulen, 94 % der Realschulen und 97 % der Gymnasien angeboten. Die höchste Anzahl verzeichnen die Gymnasien mit über sieben pro Schule.
- Nur 9 % der Grundschulen kennen eine für alle Schüler verbindliche Regelung der vorgeschriebenen täglichen Bewegungszeit.
- Sportförderunterricht wird nur selten angeboten (Grundschule 23 %, Hauptschule 14 %, Realschule 8 %, Gymnasium 6 %).
- Unerfreulich erscheint die Tatsache, dass die Kooperationsmöglichkeiten zwischen Schule und Verein so wenig genutzt werden.
- Eklatant schlecht ist die Ausstattung der Schulen mit Medien für den Sportunterricht.
- Auch beim Gerätebestand sind die Werte nicht zufriedenstellend. Besonders gravierend ist der Fehlbestand bei den Spiel-, Freizeit- und Gymnastikgeräten.
- Mehr als die Hälfte aller Lehrkräfte setzt häufig Frontalunterricht ein. 60 % verwenden häufig Riegenunterricht. Das höchste Ansehen genießt der Mannschaftsunterricht. Circuittraining und Einzelunterweisung kommen nur selten vor.
- Die Bundesjugendspiele in der Leichtathletik werden praktisch von allen Schulen durchgeführt, im Geräteturnen etwa von der Hälfte (Gymnasien nur 37 %).

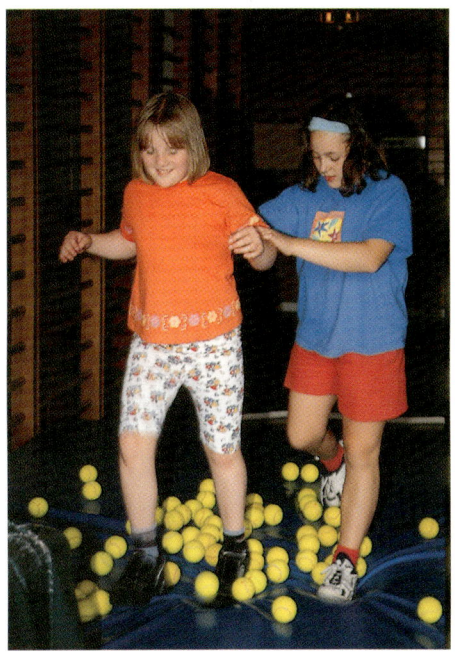

Blindes Vertrauen auch auf ungewohntem Terrain sollten wichtige Elemente des Sportunterrichts sein.

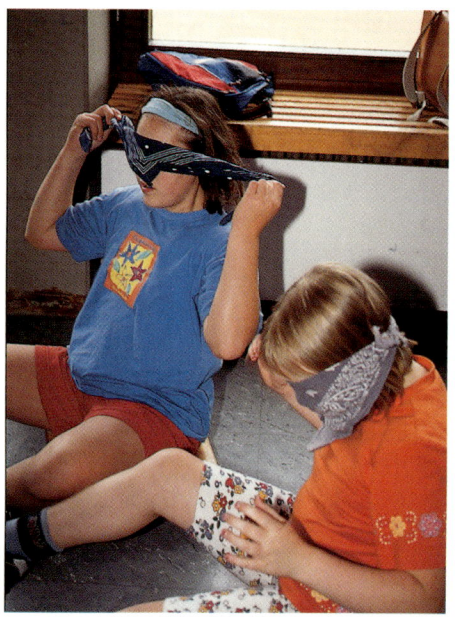

Sobald die visuelle Kontrolle fehlt, fällt es Kindern leichter, akustische Reize bewusst wahrzunehmen.

• Beliebtestes Schulfach ist in den befragten Klassenstufen 6 und 9 bei allen Schulgattungen der Sport, in Stufe 6 mit klarem Vorsprung, in Stufe 9 knapp vor der Mathematik.

Diese Ergebnisse beziehen sich zwar auf die Pfalz und Rheinhessen, sind aber im Grundtenor auch für die übrigen Bundesländer stellvertretend. Der Sportlehrerverband und die Landessportbünde sind bemüht, auf ständige Verbesserungen hinzuarbeiten.

Da übergewichtige Kinder im Sportunterricht besondere Probleme haben, verdient deshalb ihre Förderung besonderes Augenmerk. Um übergewichtige und adipöse Schüler zu unterstützen, gleichzeitig aber auch alle Schüler anzusprechen, sind Inhalte im Unterricht gefragt, die auch für adipöse Kinder zu erlernen sind, kindgerecht die Ausdauer und Koordination schulen und individuelles, leistungsorientiertes Können und Bemühen höher einstufen als die absolute Leistung. Denkbare Inhalte wären:

• Sportarten, die wenig konkurrenzorientiert sind und mehr individuelle Auseinandersetzungen ermöglichen wie z. B. Schwimmen.
• Kooperative Bewegungsspiele ohne Sieger.
• Sportliche Angebote in Spiel- oder einer anderen Form, die für alle Schüler neu sind und damit relativ gleiche Startchancen herstellen.
• Traditionelle Sportarten mit veränderten Regeln und Strukturmerkmalen, um Chancengleichheit zu erreichen, z. B. Zeitschätzläufe, Zeitlupenvolleyball, Fußball ohne Tore u. ä.

Da der Schulsport bzw. der Sportförderunterricht für viele adipöse Kinder die einzige Bewegungszeit

TIPP

Jede Kürzung des Pflichtunterrichts, der Arbeitsgemeinschaften und der anderen außerunterrichtlichen Angebote wie Sportförderunterricht sollte unter allen Umständen vermieden werden. Aus der Perspektive der Übergewichtigkeit haben sie negative Folgen für die Betroffenen – und für die Gesellschaft.

darstellt, brauchen gerade diese Kinder ausreichende Bewe-
gungsreize im Schulsport. Besondere Bedeutung sollte in verstärktem Maß daher dem Sportförderunterricht zukommen.
Sportförderunterricht umfasst nach gegenwärtigem Verständnis Fördermaßnahmen für Schüler mit Haltungs-, Organleis-
tungs- und Koordinationsschwächen sowie Fördermaßnahmen
für wenig motivierte, leistungsschwache und bewegungs-
gehemmte Schüler, wie sie vor allem unter übergewichtigen
und adipösen Kindern vertreten sind. Übergeordnetes Ziel dieses
Unterrichts als einer freiwilligen Maßnahme sollte es noch
stärker als bisher sein, über die Erweiterung des Bewegungs-
könnens der Kinder auch zum Abbau von Randstellungen und
somit zu einer ausgeglichenen geistig-seelischen und sozialen
Entwicklung beizutragen. Für die Gruppe übergewichtiger
und adipöser Kinder könnten künftig auch Sportvereine noch
attraktiver werden.

> Sportförderung adipöser Kinder muss verstärkt werden, da ihre Zahl alarmierend groß ist und diese Kinder Probleme im regulären Sportunterricht haben.

Was Vereine verbessern können und wie sie dadurch für eine weitere Zielgruppe attraktiver werden

Was zu diesem Thema auch in anderen Vereinen Schule machen
könnte, möchte ich am Modell des Sport-Horts der Freiburger
Turnerschaft 1844 veranschaulichen.
Der Hort wurde im Schuljahr 1992/1993 eingerichtet und in den
Jahren 1993 /1994 bereits von 15 Kindern besucht. Die Betreiber
verstehen ihren Hort als eine Einrichtung der außerschulischen,
familienergänzenden Betreuung, Erziehung und Bildung für
Kinder von 6–12 Jahren.
Das Hortangebot besteht aus Mittagessen, Hausaufgaben-
betreuung, Freizeitgestaltung in Zusammenarbeit mit Eltern und
Schule. Die Hortleitung liegt in den Händen einer Diplom-Sozial-

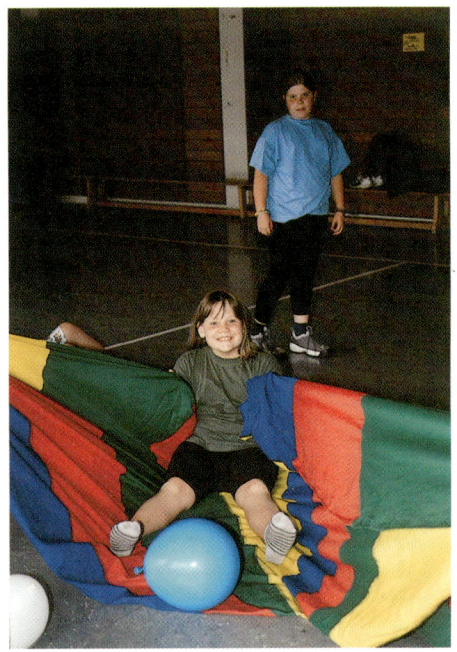

„Hier fühle ich mich wohl, angenommen und akzeptiert ..."

pädagogin mit Sportqualifikation, weitere Betreuungskraft ist eine Erzieherin im Vorpraktikum. Das Besondere dieses Horts ist die aktive sportliche Freizeitgestaltung. Das Sportangebot beinhaltet gemeinsame freizeitorientierte Angebote wie Bewegungsspiele, Ballspiele, Turnen, Schwimmen und sportspezifische Angebote des Vereins, die individuell nach Neigung und Interesse gewählt werden können, wie z. B. Judo, Trampolin, Hockey. Der Sport-Hort ermöglicht aus der Sicht des Vereins:

- ein Ausleben des Bewegungsbedürfnisses und damit emotionales Wohlbefinden und seelisches Gleichgewicht;
- soziale Anerkennung in der Gruppe der Gleichaltrigen durch Aneignung sportlicher Fertigkeiten;
- das Erlernen komplexer Bewegungsabläufe;
- soziales Lernen, da beim gemeinsamen sportlichen Tun Regeln eingehalten werden müssen, Interaktion und Kooperation erforderlich sind;
- Gesunderhaltung der Kinder.

Das FITOC-Intensivprogramm

Zusammenfassung aller wichtigen Punkte im Freiburger Therapieprogramm, das mehr und mehr landes- und bundesweit Schule macht

In diesem letzten Abschnitt fasse ich noch einmal der guten Übersicht wegen unsere Wünsche, unser Angebot und unsere Ziele zusammen:

Was wir wollen
- in kleinen Schritten mit Ihnen als Eltern das Gewichtsproblem angehen, indem wir sagen: „Gemeinsam schaffen wir es!"

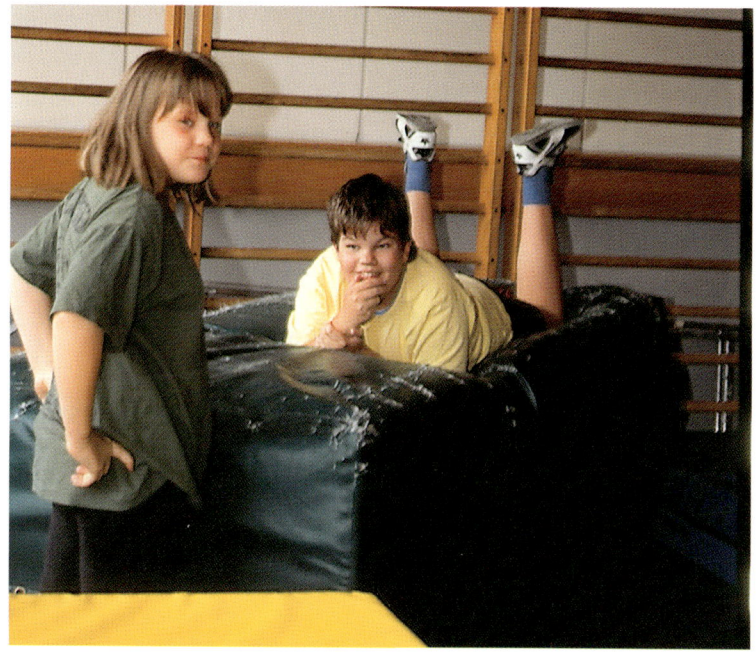

Ruhepausen haben auch ihre Berechtigung: Sie dienen nicht nur der Entspannung, sondern fördern zusätzlich die Kontaktaufnahme untereinander.

- Übergewichtigen Kindern helfen, weil sie gehänselt, ausgeschlossen und ausgelacht werden. Sie als Eltern haben die wichtige Aufgabe, Ihre Kinder zu begleiten, um aus dem Teufelskreis des Übergewichts herauszukommen.
- Sie als Eltern unterstützen, denn die Gesundheit Ihrer Kinder ist das Wertvollste, was Sie haben!

Was wir anbieten
- Intensivprogramm: Dauer 8 Monate
- Dreimal Sport pro Woche in der Gruppe (spezielle Sportstunden)
- In 4–6 wöchigem Abstand sieben Kinderkochnachmittage und sieben Elternabende
- Individuelle Termine in der Klinik zur Ernährungsberatung und medizinischen Betreuung

147

Überwachungsphase
- Dauer 4 Monate
- Weitere Betreuung – Kindergesprächsrunden und Elternabende
- 1–2 mal pro Woche Sportunterricht
- Anschließend halbjährliche und jährliche Kontrolluntersuchungen

Zielsetzung
- Lebensstilveränderung über die Kombination Ernährung-Sport-Verhalten
- Körpergewichtskonstanz statt Jo-Jo-Effekt, deshalb Einstieg so früh wie möglich. Vor der Gruppenbehandlung ambulante individuelle Untersuchung
- Bessere Körperwahrnehmung und Spaß an der Ernährung und am Sport
- Nichts wegnehmen, sondern individuell behutsam betreuen und anleiten
- Voraussetzungen schaffen, um langfristig gesund zu leben.

Der Weg ist das Ziel – das Ziel ist die Umsetzung der Kunst der kleinen Schritte.

Ziele eines Sportprogramms

Die Ziele eines Sportprogramms für übergewichtige Kinder sind auf Seite 153 zusammengefasst und sollten in einer Therapie der kleinen Schritte angestrebt werden.

Vermitteln von Freude und Spaß an der Bewegung

Das Vermitteln von Freude und Spaß an der Bewegung ist die Voraussetzung für alle weiteren angestrebten Ziele. Nur dadurch kann eine dauerhafte Motivation zur Bewegung geweckt werden. Das Sportangebot muss vielseitig, spannend und phantasievoll gestaltet werden und durch seinen hohen Aufforderungscharakter den Adipösen „mitreißen". Gleichzeitig muss der Sport dem Übergewichtigen die Möglichkeit bieten, sich angstfrei und ohne Leistungsdruck körperlich zu betätigen, um so neue und positive

Erfahrungen zu sammeln. Das Angebot sollte offen sein, das heißt, man sollte nicht zu Handlungen gezwungen werden und ohne Schuldgefühl eine Aufgabe oder Übung ablehnen dürfen. Jeder Lernerfolg muss gelobt werden, da die Motivation übergewichtiger Patienten sehr stark von der Aufmerksamkeit der betreuenden Person abhängig ist.

Motivation durch Lob der Lernerfolge

Wiederentdecken und Entwickeln des Körperbewusstseins und des Körperschemas

Zur Entwicklung des Körperbewusstseins sind eine Reihe unterschiedlichster Körpererfahrungen wichtig. Aber auch das Begreifen von Reaktionen des Körpers auf sportliche Betätigung und des Zusammenhangs von Sport, Gesundheit und Wohlbefinden gehören dazu. Wissen darüber soll im Sport vermittelt und in der Praxis angewandt werden (z. B. Pulsmessen nach dem Ausdauertraining).

Übergewichtige Kinder haben häufig schon in ihrer frühen Kindheit das Gefühl für ihren eigenen Körper verloren, Erwachsene demgemäß bereits über einen langen Zeitraum. Dieses Körpergefühl kann über den Sport wieder neu entdeckt werden.

Neu- bzw. Wiederentdeckung des Körpergefühls durch Sport

Steigerung des Selbstwertgefühls und des Selbstbewusstseins

Die Stigmatisierung des Übergewichtigen ist das Resultat unserer gesellschaftlichen Vorstellung von Schönheitsideal und Wertigkeit des Menschen. Die Steigerung des Selbstwertgefühls und des Selbstbewusstseins ist somit ein zentrales Ziel, das sich parallel mit neuen positiven Erfahrungen im Sport und in der Gruppe entwickelt. Durch die Möglichkeit, persönliche Defizite in der Bewegungserfahrung auszugleichen, sportliche „Erfolge" zu erzielen, die Rolle des Außenseiters abzulegen und Anerkennung in der Gruppe zu erfahren, verlieren die Übergewichtigen ihre Unsicherheit. Über die sportliche Betätigung wird der individuelle Handlungsspielraum erweitert und kann in andere

Mehr Selbstbewusstsein und größere Sicherheit

Bereiche transferiert werden. Man lernt, sich anderen gegenüber selbstbewusster zu behaupten und sich selbst besser zu kontrollieren. Im Sport ist es daher wichtig, darauf zu achten, dass gestellte Aufgaben keinen zu hohen Schwierigkeitsgrad haben. Sie sollten machbar und Erfolg versprechend sein. Zudem sollte der Übergewichtige mit seiner ganzen Persönlichkeit akzeptiert werden (ganzheitliches Konzept).

Leistungsverbesserung im Bereich der koordinativen Fähigkeiten, sportmotorischen Fertigkeiten und im Ausdauerbereich

Eine Leistungsverbesserung im Bereich der koordinativen Fähigkeiten und sportmotorischen Fertigkeiten sowie im Bereich der Ausdauer sollte als weiteres zentrales Ziel angestrebt werden. Da sich gerade bei den koordinativen Fähigkeiten und sportmotorischen Fertigkeiten die mangelnde Erfahrung am stärksten bemerkbar macht, ist eine Leistungszunahme nur durch vielseitiges und häufiges Ausprobieren und Üben möglich. Eine Verbesserung bzw. Annäherung der Leistung an die von Normalgewichtigen muss als Voraussetzung zur sozialen Integration gesehen werden. Im Mittelpunkt beim Sport mit Adipösen steht die Erhöhung der Ausdauerleistungsfähigkeit. Dabei muss sowohl die Bereitschaft als auch die Fähigkeit dazu gefördert werden. Gezieltes Ausdauertraining ist jedoch nicht kindgerecht und bereitet auch übergewichtigen Erwachsenen große Mühe, da ihr Durchhaltevermögen eingeschränkt ist. Ausdauertraining kann aber auch indirekt, im Spiel versteckt, angeboten werden und mit besonderen Reizen verbunden sein (z.B. Musik). Es sollten besonders die Formen bevorzugt werden, die eine möglichst geringe Belastung für den Bewegungsapparat mit sich bringen. Dazu gehört beispielsweise das Schwimmen. Bei Erwachsenen kann über die Aufklärung, dass Ausdauertraining zur besseren Fettverbrennung führt, zusätzlich Motivation geschaffen werden.

Vermittlung von Spielkompetenz

Spielkompetenz sollte sowohl in motorischer als auch kognitiver Hinsicht vermittelt werden. Obwohl die meisten Spiele auch übergewichtigen Kindern bekannt sind, können sie aufgrund ihres Außenseiterstatus nur wenige Erfahrungen damit sammeln. Durch gezieltes sportartspezifisches Üben und Vermitteln von Kenntnissen und deren Umsetzung werden die Kinder aber befähigt, an einem Spiel auch außerhalb der Gruppe aktiv und erfolgreich teilnehmen zu können. Auch auf übergewichtige Erwachsene sind diese Inhalte anwendbar.

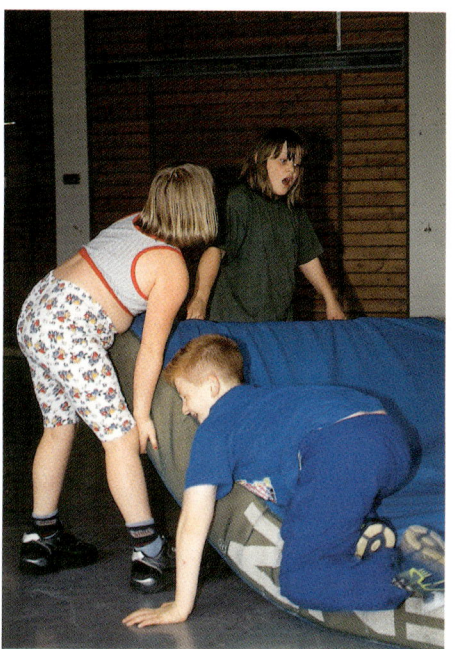

Aufräumen ist im Sport fester Bestandteil. Somit bietet er auch in dieser Richtung Möglichkeiten zur Schulung sozialen Verhaltens.

Hinführung zum „Lifetimesport"

Da ein langfristiger Erfolg in der Behandlung der Adipositas nur durch eine Umstellung der gesamten Lebensgewohnheiten erreicht werden kann, muss sich bei Übergewichtigen die Einsicht durchsetzen und der Wunsch entwickeln, sich selbständig sportlich zu betätigen. Durch das Vermitteln von Spaß und Freude an der Bewegung kann sich der natürliche Bewegungsdrang wieder durchsetzen. Innerhalb eines breiten Sportangebots sollten Kinder auf jeden Fall Interesse für eine Sportart entwickeln. Dann gilt es, diese Kinder darin besonders zu fördern und sie zu bestärken, in einen Verein einzutreten. Die Erfahrungen zeigen, dass übergewichtige Kinder selbst durch ein intensives Sportprogramm selten eine Motivation aus sich selbst heraus entwickeln können, wie sie bei Menschen vorhanden ist, die gewohnt sind, von klein auf Sport zu treiben. Sie sind somit in ihrem gesamten Leben von der Motivation durch andere bzw. von außen abhängig (Termine planen, mit Freunden zusammen Sport treiben, Vereinszugehörigkeit). Dies gilt in verstärktem Maß für Jugendliche und Erwachsene.

Wunsch wecken zur selbständigen sportlichen Betätigung

Sportprogramm

3x pro Woche für 60 Minuten

Schwerpunkte:

- Freude an der Bewegung

- Körpergefühl

- Verbesserung der motorischen Hauptbeanspruchungsformen
  (Koordination, Flexibilität, Ausdauer, Kraft, Schnelligkeit)

- Gruppengefühl

- Motivationsschulung – Durchhaltevermögen

- Leistungsvergleich

Unterstützung der Körpergewichtsreduktion und –konstanz

Es ist wichtig, auch die Unterstützung der Körpergewichtsreduktion bzw. -konstanz als Ziel des Sports zu definieren. Durch gezielte Trainingsinhalte, die zu einem hinreichend hohen energetischen Umsatz führen, kann direkt Einfluss auf die Gewichtskonstanz genommen werden. Der Energie-Mehrumsatz durch körperliche Aktivität pro Woche sollte, wie schon besprochen, bei ca. 2000 kcal liegen. Dies entspricht 3–4 Trainingseinheiten mit moderater Intensität, bei einer Dauer von 30–40 Minuten mit ausschließlich Ausdauerbelastungen (Laufen, Schwimmen, Radfahren). Gerade nach erfolgter Gewichtsreduktion ist eine aktive Lebensweise und regelmäßige körperliche Aktivität zur langfristigen Stabilisierung des Therapieerfolgs unumgänglich.

Mit Hilfe des Sports Einfluss auf Gewichtskonstanz nehmen

Ziele eines Sportprogramms

- Vermittlung von Freude und Spaß an der Bewegung
- Wiederentdecken und Entwickeln des Körperbewusstseins
- Steigerung des Selbstwertgefühls und Selbstbewusstseins
- Leistungsverbesserung sowohl im Bereich der koordinativen Fähigkeiten als auch der sportmotorischen Fertigkeiten und Fähigkeiten im Ausdauerbereich
- Vermittlung von Spielkompetenz
- Hinführung zum „Lifetimesport"
- Unterstützung der Körpergewichtsreduktion und -konstanz

Alle Ziele auf einen Blick

Den folgenden Grafiken entnehmen Sie bitte einige typische Fallbeispiele sowie wegweisende Erkenntnisse der Psychoanalytikerin Hilde Bruch und Vorschläge für die Verbesserung einer Eltern-Kind-Zusammenarbeit, worauf auch die erfolgreiche Arbeit von FITOC in besonderer Weise gründet.

Fallbeispiele

„Strenge Mutter" (1)

- **Mutter:** selbst sehr schlank, **sehr beherrscht,** alles läuft **organisiert** ab. Sie kann sich nur solche **diszipinierten** Menschen vorstellen. Sie ist für die Kinder „zuständig" und „lebt" für die Kinder. Sie kann absolut nicht loslassen **(unflexibel)**

- **Vater:** etwas übergewichtig, beruflich stark engagiert, überlässt **Erziehung und Ernährung** der Mutter, war während der Behandlung nie anwesend

„Strenge Mutter" (2)

- **Ältester Sohn** (Patrick): sehr schüchtern, mäßig übergewichtig, „Sitzer" **Wenig eigenes „Ich".** Lässt sich von der Mutter **„verwalten".** Nahm innerhalb des Adipositasprogramms deutlich ab, ohne sich darüber zu freuen. Fragt sehr lange: **„Glauben Sie, dass meine Mutter mit mir zufrieden ist?"** Selbst als er Normalgewicht hat und selbständig seinen Sport ausführt, können wir ihn nur durch ständiges Lob etwas „sicherer machen". Belehrt jetzt seinen jüngeren Bruder in der Art seiner Mutter

- **Strenge Haltung** → **Versagen, Schuldgefühle**

- **Jüngerer Sohn** (Julian): schon immer guter Esser und übergewichtig, sehr lustig **Essen sehr wichtig!** Bewegt sich gerne und ist **„unberechenbar"** Kann die Mutter sehr gut „vorführen". Ständige Herausforderung. Über das Essen laufen alle Interaktionen ab

- **Strenge Haltung** → **Trotzreaktion, Heimlichkeiten**

„Großeltern"

Eltern leben mit den Großeltern auf engem Raum zusammen
Erziehung durch Eltern und Großeltern. Es entstehen:
- **Kompetenzprobleme**
- **Abgrenzungsprobleme**
- **Inkonsequenz,** da Konsequenz von Eltern und Großeltern unterschiedlich

Erforderlich:
- **Konfliktlösung,** die nur Erwachsene leisten können
- **Adipöses Kind** muss von außen gestärkt werden, „nein zu sagen"
- **Spannungsfeld durch offene Aussprache unter den Erwachsenen lösen**
- **Erst dann Kinder direkt einbeziehen**

Fallbeispiele

„Mutter, eigenes Schicksal"

- **Übertragung der Problematik**
  „Ich war als Kind ebenfalls dick"
  „Ich schaffe es seit Jahren auch nicht abzunehmen"

- **(Stefanie)** enge, emotional gestörte Beziehung zwischen Kind und Mutter
  Keine Abtrennung zwischen Mutter und Kind möglich, frühkindliche Beziehungsstörungen

- **(Adrian)** Übergewicht durch Überbehütung. „Wenn er 18 Jahre ist, kann er alles selbst bestimmen"

Problemlösungen:
- Kinder eigenen Weg finden lassen
- Abgrenzung zulassen, Selbständigkeit fördern, Eigenverantwortung schulen, zusätzlich psychotherapeutische Betreuung in Anspruch nehmen

„Familie"

- Druck wird bewusst oder unbewusst auf das Kind ausgeübt:
  „Wir tun alles für dich"
  „Du bist undankbar"
- Ungeduld und Unzufriedenheit der Eltern

Problemlösungen:
- Zeitfaktor berücksichtigen: „Was in zehn Jahren angefuttert wurde, kann in acht Monaten nicht verschwunden sein"
- Eltern müssen einsehen, dass sie sich ebenfalls ändern müssen
- Fehler eingestehen
- Positive Eigenschaften der Kinder registrieren
- Aktive Auseinandersetzung (Familienkonferenz)

„Tief gestörte Beziehungen" Kind – Eltern – Geschwister

- keine Kooperation mehr möglich, auch nicht mit dem Behandlungsteam
- verhärtete Fronten, die sich in Aggressivität und Ticks äußern
- Essen wird zum absoluten Esskrieg

Erforderliche Maßnahmen
Therapie durch Vernetzung mit
- Kinder- und Jugendpsychiatrie
- niedergelassenen Psychotherapeuten
- sozialpädagogischen Zentren, Beratungsstellen
- Eingliederung in betreuende Einrichtungen

Wegweisende Erkenntnisse
der Psychoanalytikerin Hilde Bruch

1. Ess-Störungen

- Kinder mit Ess-Störungen haben primär keine Probleme mit dem Essen, sondern die Ess-Störung ist ein Ausdruck für andere – innere oder familiäre – Probleme
- Mit dem veränderten Essverhalten sollen Probleme gelöst oder verschleiert werden
- Die Adipositas kann demnach eine Schutzfunktion gegen eine andere Erkrankung übernehmen und ist in diesen Fällen als eine Bemühung zu deuten, gesund zu bleiben bzw. weniger krank zu sein

2. Ausdruck für Probleme

- Eltern haben
  Unlustgefühle ihrer Kinder immer mit Füttern beantwortet. Deshalb konnten die Kinder unterschiedliche Gefühle und Bedürfnisse nicht differenziert wahrnehmen. Die Kinder haben deshalb
- kein Selbstbewusstsein
- keine Entwicklung der Eigenständigkeit
- fliehen bzw. meiden Auseinandersetzung
- werden „dick"

3. Bedeutung des Essens

- Ess-Störungen sind dadurch charakterisiert, **dass die Nahrungsaufnahme und/oder die Körperform manipuliert wird** in dem Bestreben, damit innere oder äußere Anpassungsprobleme zu lösen oder zu verschleiern ...
- **Die Bedeutung des Essens wird umfunktioniert.** Es kommt zur
- **Pseudolösung** für viele Erfahrungen von Unbehagen und Konflikten

4. Zusammenfassung: Ess-Störungen

- Ess-Störungen sind
- Folge einer innerfamiliären Beziehungsstörung und
- können zu familiären Konflikten führen

Voraussetzungen für den Erfolg

Einsicht in die Problematik der Adipositas bei Kind und Eltern

Lösungen durch Aktivitäten

Regelmäßige Teilnahme:
- der Kinder am Sportunterricht
- der Kinder am Kochnachmittag
- der Eltern am Elternabend

„Eltern sind Vorbild"

Zusammenarbeit von Eltern, Kindern und Team

Verhaltensempfehlungen

Kind
- regelmäßig frühstücken
- 1 Stück Obst am Nachmittag essen
- Butter dünn aufs Brot streichen
- nicht täglich Süßigkeiten essen
- zu Beginn der Mahlzeit: Salat essen
- bei Heißhunger: Mineralwasser trinken
- langsam essen!

Mutter
- personenbezogen kochen (Menge ⇩)
- Vollkornprodukte verwenden
- keine dicken Saucen zubereiten!

Zehn bewegte Tipps für Eltern

1. Schaffen Sie in Ihrer Wohnung möglichst viele Bewegungsflächen für Ihr Kind

2. Zwingen Sie Ihr Kind so wenig wie möglich still zu sitzen

3. Sorgen Sie für kindgerechte Sitzmöbel

4. Reduzieren Sie die Fernseh-, Video- und Gameboyzeiten

5. Schenken Sie bewegungsfördernde Spielsachen

6. Lassen Sie Ihr Kind sich bewegen, anstatt es mit dem Auto zu fahren

7. Nutzen Sie Bewegungsflächen in der Nähe

8. Planen Sie eine „bewegte" Geburtstagsfeier

9. Kinderkleidung darf auch mal schmutzig werden

10. Bieten Sie Ihrem Kind einen Urlaub mit vielen Bewegungsmöglichkeiten

Serviceteil

Nützliche Adressen

Deutschland

Ambulante Therapie für adipöse Kinder
FITOC
(Kontaktadresse für Informationen und
Anschriften von durchführenden
Präventiv- und Therapie-Einrichtungen)
Medizinische Universitätsklinik Freiburg
Abteilung für Rehabilitative und
Präventive Sportmedizin
Hugstetter Straße 55
79106 Freiburg i. Br.

Arbeitsgemeinschaft Adipositas
im Kindes- und Jugendalter
Universitätsklinik Ulm
Oberer Eselsberg 15
89081 Ulm

Bundeszentrale für gesundheitliche
Aufklärung (BZgA)
Ostmerheimerstraße 200
51109 Köln

Deutsche Adipositas-Gesellschaft e. V.
Blumenweg 1
89294 Oberroth

Deutsche Gesellschaft für Ernährung e. V.
(DGE)
Im Vogelsang 40
60488 Frankfurt a. M.

Deutsche Herzstiftung e. V.
Vogtstraße 50
60322 Frankfurt a. M.

Deutscher Verband für Gesundheitssport
und Sporttherapie e. V.
Wiener Weg 1 a
50858 Köln

Forschungsinstitut für Kinderernährung
Dortmund
Heinstück 11
44225 Dortmund

Gesellschaft für Ernährungsphysiologie
Eschborner Landstraße 22
60489 Frankfurt a. M.

Kinderernährungswerk e. V.
Sedanstraße 19
20146 Hamburg

UGB Verband für Unabhängige
Gesundheitsberatung e. V. Deutschland
Keplerstraße 1
35390 Gießen

VEED e. V.
Verein zur Förderung gesunder
Ernährung und Diäthetik e. V.
Postfach 1928
52021 Aachen

Österreich

Allgemeines Krankenhaus St. Pölten
Abteilung für Kinderheilkunde
Propst-Führer-Straße 4
A-3100 St. Pölten

Universitätsklinik für Kinder- und
Jugendheilkunde, DKH
Bereich Adipositas/Fettstoffwechsel/
Ernährung
Währinger Gürtel 18–20
A-1090 Wien

Universitätskinderklinik Graz
Auenbruggerplatz 30
A-8020 Graz

Universitätsklinik Innsbruck
Abteilung Kinder- und Jugendheilkunde
Anichstraße 35
A-6020 Innsbruck

Schweiz

Migros-Genossenschafts-Bund
Dr. Robert Sempach
Limathstraße 152
CH-8031 Zürich

Schulärztlicher Dienst Basel-Stadt
Dr. Andreas Bächlin
St. Alban-Vorstadt 19
CH-4052 Basel

Zentrum für Kinder- und
Jugendheilkunde der Universität Zürich
Neumünsterallee 9
CH-8032 Zürich

Literatur- und Quellenverzeichnis

Da sich dieses Buch überwiegend an Laien wendet, wurde bei den folgenden Literaturhinweisen auf Fachpublikationen für die wissenschaftliche Diskussion ebenso verzichtet wie auf fremdsprachige Beiträge für den akademischen Bereich.

Becker, H.-O. und Schenten, D.: Sich selbst und andere bewegen, Offenbach 1995

Beil, B.: Das übergewichtige Kind. Mit fachlicher Unterstützung der Kindertherapeutin Ute Fahr, München 1999

Berg, A. und Pabst, F.: Rund um die Gesundheit. Der BodyMeter – eine Weltneuheit. Wie Sie ab heute selbst an Ihrer Gesundheit drehen können, Frankfurt a. M. 1998

Binder, F. und Wahlen, J.: Das übergewichtige Kind, München 1993

Bloss, H. A.: Topfit durch Bewegung, München 1993

Bös, K.: Schlank, fit und gesund durch Walking, München 1995

Bruch, H.: Eßstörungen, Frankfurt a. M. 1991

Daas, B.: Was mein Kind essen soll, Reinbek 1999

Decker–Spliethoff, E., Schäfer, R. und Schirrmann, G.: Ernährung für Kinder. Tipps und Rezepte für eine ausgewogene und gesunde Ernährung von Kindern im Alter von vier bis zehn Jahren, Bielefeld 1990

DGE – Deutsche Gesellschaft für Ernährung e. V.: Empfehlungen für die Nährstoffzufuhr, Frankfurt a. M. 2000

DGE: Ich nehme ab, Frankfurt a. M. 2000

DGE: Vollwertig essen und trinken nach den 10 Regeln der DGE, Frankfurt a. M. 1995

DGE: Ernährungs-Baustein-Tabelle, Frankfurt a. M. 1997

Elmadfa, L. und Leitzmann, C.: Ernährung des Menschen, Stuttgart 1988

Goddenthow, D. W. v. (Hrsg.): Alles fängt so harmlos an. Kursbuch zur Suchtprävention, Freiburg i. Br. 1988

Hamm, M.: Vital Food. Schönheit kann man essen, Berlin und München 1999

Hamm, M.: Fitnessernährung, Reinbek 1996

Hamm, M.: Schlank und gesund ohne Diät, München 1997

Harrach, S. und Heseker, H.: Das persönliche Gesundheitsmanagement – Risiken erkennen, Krankheiten vermeiden, Hamburg 1996

Heide, M.: Vegetarische Ernährung, Stuttgart 1989

Heseker, B. und Heseker, H.: Die aktuelle Lebensmitteltabelle bei Übergewicht, Frankfurt a. M. 1996

Hoffmann, P. (Hrsg.): Wegweiser Lebensmittel, Frankfurt a. M. 1993

Katalyse e. V. (Hrsg.): Das Ernährungsbuch, Köln 1989

Keul, J. und Hamm, M.: Die richtige Fitness-Ernährung. Das Programm für mehr Leistungsfähigkeit und Lebensfreude, Heidelberg 1998

Koerber, K. v., Männle, Th. und Leitzmann, C.: Vollwert-Ernährung. Konzeption einer zeitgemäßen Ernährungsweise, Heidelberg [8]1994

Korsten-Reck, U., Wolfarth, B., Keul, J. und Berg, A.: Freiburger Interventionsprogramm zur ambulanten Therapie der Adipositas im Kindes- und Jugendalter: FITOC (**F**reiburg **I**ntervention **T**rial for **O**bese **C**hildren.) In: Mitteilungen der Deutschen Adipositas-Gesellschaft, 9. Jg., H. 18, 1999

Langbein, K., Mühlberger, M. und Skalmik, Chr.: Kursbuch Lebensqualität. Entscheidungshilfen für den Alltag, Köln 1995

Meinel, K. und Schnabel, G.: Bewegungslehre – Sportmotorik, Berlin [9]1998

Morawietz, H.: Leb' dich schlank. Das körpereigene Schlankheitsprogramm entdecken – aktivieren – nutzen, Berlin und München 2000

Münzig-Ruef, I.: Kursbuch für gesunde Ernährung, München 1995

Oberbeil, K.: Fit durch gesunde Ernährung, München 1994

Pauling, L.: Das Vitamin-Programm, München 1992

Pudel, V. und Müller, M. J. (Hrsg.): Leitfaden der Ernährungsmedizin, Heidelberg 1998

Rilling, S.: Kompendium der Mineralstoffe und Spurenelemente, Heidelberg 1993

Sauer, M.: Das neue Fitness-Buch, Köln 1991

Sauer, M. und Schuhn, J.: bodyfeeling. Toll in Form, Köln 1997

Schettler, G.: Der Mensch ist so jung wie seine Gefäße, München [3]1984

Schroth, R.: Die echte Schroth-Kur, Niedernhausen 1991

Schultze-Friese, W. und Messing, N.: Geistig jung bleiben bis ins hohe Alter, Bad Schönborn 1993

Stiftung Warentest (Hrsg.): Ratgeber Gesundheit, Berlin 1993

Verbraucher-Zentrale (Hrsg.): Gewicht im Griff, [6]1993

Weber, M. Mit Vollkorn kochen, Weil der Stadt [2]1990

Westenhöfer, J.: Psychosoziale Probleme der Adipositas. In: Klör, H.-U. (Hrsg.), Adipositas, S. 49–57, München 2000

Wilke, K.: Schwimmsport-Praxis, Hamburg 1988

Wirths, W.: Kleine Nährwert-Tabelle, Frankfurt a. M. [42]1999

Zimmer, R. und Cicurs, H.: Psychomotorik. Schriftenreihe zur Praxis der Leibeserziehung und des Sports, Bd. 190, Schorndorf 1987

Zimmermann, M., Schurgast, H. und Burgerstein, U. P.: Burgersteins Handbuch Nährstoffe. Prävention und Therapie, Heidelberg [9]1997

Interview von Frau Dr. med. Korsten-Reck (KR) mit Nina (N)

KR: Nina, am Ende dieses Buches möchte ich dich gerne noch zu ein paar Dingen befragen, die auch für andere sehr hilfreich sein können. Hast du das Dicksein damals wie ein unabänderliches Schicksal empfunden, oder wie hast du deine Last getragen?

N: Doch, es war schon wie ein schweres Schicksal, weil ich es hingenommen habe und zuerst nicht gekämpft habe, weitergegessen und zu wenig dagegen getan habe. Klar, probiert habe ich es schon, ich hätte mich auch gefreut, wenn es anders geworden wäre, aber das Übergewicht war eben da, das hab ich halt akzeptiert am Anfang.

KR: Denkst du, dass es mit dem Alter auch zu tun hat, weshalb man glaubt, nichts tun zu können? Heute weißt du ja, dass man viele Dinge ändern kann. Hat es auch ein Altersproblem bei dir damals gegeben, dass du gedacht hast, das machen schon andere für dich. Wenn ich an unsere Zeit zurückdenke, hatte ich eigentlich oft das Gefühl gehabt, Nina wartet, bis irgend jemand das Abnehmen für sie macht, und du hast das ja selber festgestellt. Auch deine Kurerfahrung war in diesem Zusammenhang sehr eindrucksvoll, indem du sagtest, das haben ja andere für mich gemacht. Kannst du das noch einmal ausführen?

N: Ja, wenn man kleiner ist, so acht, neun oder zehn, da haben wirklich andere für mich abgenommen. Ich bin da dreimal in der Woche in die FITOC-Sportstunde gegangen, und dann wurde ich richtig über den Platz gescheucht. Oder in der Kur, da musste ich jeden Tag rennen, in die Sauna und schwim-

men. Das haben echt andere für mich gemacht, denn allein hätte ich mich halt vor den Fernseher gesetzt, Chips daneben oder Süßigkeiten, aber wenn jemand daneben steht und jemand für einen abnimmt, dann fällt es leichter.

KR: Würdest du denn heute sagen, dass wir die Kinder im richtigen Alter in das Programm einbinden, oder ist es zu früh dafür? Muss man ihnen einfach auch Zeit geben, diese Schritte zu vervollständigen oder die Schritte zu gehen, also bis es sozusagen im Kopf klick macht und der Groschen gefallen ist? Was meinst du?

N: Je früher, desto besser würde ich sagen, aber von einem 7-Jährigen kann man nicht verlangen, dass er sich von einer Zeichentrickserie im Fernseher wegsetzt, raus geht und rennt. Je früher, desto besser, weil man schon so früh wie möglich wissen sollte: Wenn ich jetzt Schokolade esse, dann werde ich noch dicker. Je früher man das lernt, um so besser, aber es muss irgendwann im Kopf klick machen. Bei mir machte es erst mit 15 klick. Je älter man wird, desto besser begreift man, worum es geht.

KR: Wir kennen die Ursachen für das Übergewicht, und wir kennen auch sehr genau die Risikofaktoren und die Folgen, die mit Übergewicht verbunden sind. War das denn für dich irgendwann mal ein Thema, dass du zum Beispiel gedacht hast, du könntest krank werden, wenn du das Dicksein nicht änderst?

N: Nein. Ich fand es zwar immer lustig, dass die Dicken in der Straßenbahn wie ältere Damen oder wie erwachsene Dicke im Gang kaum entlang gekommen sind, dass Dicke halt echt geschnauft haben, wenn die in den zweiten Stock mussten oder so, aber Gedanken gemacht, dass dieses Dicksein wirklich krank machen könnte, hab' ich mir nie.

KR: Mich würde es interessieren, ob du denn irgendwann mal in den Spiegel geschaut hast, als du gemerkt hast, dass du immer dicker wirst, oder hast du das irgendwann einfach gar nicht mehr wahrnehmen wollen? Hast du das Dicksein irgendwann nicht mehr gesehen, nicht mehr sehen wollen?

N: Ich selber hab es nicht mehr gesehen. Klar, wenn ich dann beim Sport war und gewogen wurde oder mich daheim auf die Waage gestellt hab', da hab' ich es gesehen, oder wenn die Hose immer enger wurde und ich in die Hosentaschen nicht mehr reinfassen konnte, da hab ich es auch gespürt, aber sonst habe ich es kaum realisiert.

KR: Nina, hast du eine Idee, wie man den Kindern noch helfen könnte, das wirklich realistisch zu sehen? Wie sind denn heute deine Vorstellungen, wie man Kindern helfen könnte, dieses Thema so einfach wie möglich begreifbar zu machen, dass Hilfe von außen notwendig ist, dass man es nicht selber machen kann, dass auch die Eltern allein nichts ausrichten können? Wie würdest du das sehen? Ist es wichtig, dass das Fremde sind, die einem helfen, dorthin zu kommen, wo man hin möchte?

N: Ja. Wenn meine Mutter zum Beispiel zu mir sagte: Schatz, hör auf zu essen, dann hat mich das nicht berührt. Aber wenn jetzt, ja wenn jetzt einer aus meiner Klasse ganz derb kam und sagte: „Du frisst aber ziemlich viel", also dann ist das schon was anderes. Ich glaub', von außen, durch fremde Personen, das geht mehr unter die Haut, oder da bringt es mehr, wenn etwas von außen kommt.

KR: Aber dann ist es auch eine bessere Hilfe, wenn man Leute hat, die einen da quasi begleiten, die einen da hinführen.

N: Ja.

KR: Bleiben wir noch bei diesem wichtigen Thema: Hilfe von außen. Warum glaubst du,

können manche Hilfe von außen nicht annehmen, wenn sie übergewichtig sind?

N: Ich glaub', den meisten oder vielen ist es peinlich, und die reden einfach nicht gerne darüber. Die nehmen es hin und essen halt fröhlich weiter, die schotten sich ab, die bleiben im Zimmer und lassen es einfach so laufen. Die gehen gar nicht mehr raus unter Leute, die isolieren sich, und das find ich absolut schrecklich.

KR: Unser Buch enthält auch einen Abschnitt „Ess-Sucht – hinter jeder Sucht steht eine Sehnsucht". Was denkst du? Man ist in einem Teufelskreis, isst weiter und noch mehr, obwohl man genau weiß, dass man sich selber und seinem Ziel schadet. Also, was steckt dahinter, wenn du heute überlegst, warum du soviel gegessen hast? Was sind die Motivationen oder der Drang, aus denen heraus du einfach mehr isst bzw. gegessen hast, denn jetzt hast du es ja gepackt? Denk' also mal zurück, wie das war.

N: Langeweile, Ärger, Frust, Hass. Alles, alles, was nicht positiv war, also alle negativen Gefühle waren wohl der Anlass. Vor allem auch aus Langeweile hab' ich gesessen und gegessen und gegessen.

KR: Und wie sieht das heute aus? Hast du da so ein Muster für dich in dir oder auch eine Strategie?

N: Ja, ich geh halt raus, ich geh' möglichst weit weg vom Kühlschrank und von allen essbaren Dingen, weil ich weiß, es bringt nichts, und weil ich außerdem gar keinen Hunger hab'.

KR: Also das heißt, du machst dir das immer wieder vom Kopf her klar, ist das richtig?

N: Ja, ich sag mir, das kann gar nicht sein, dass ich essen muss, ich hab' genug Kalorien in mir, ich hab genug für meinen Körper bekommen, ich kann nur dick werden, wenn ich jetzt esse, dann setzt es nur wieder an, es geht gar nicht, es ist unnötig, dass ich jetzt esse.

KR: Wenn wir das jetzt konsequent durchspielen und weiter gehen, du weißt ja, dicke Kinder werden ganz massiv gehänselt.

Sprüche wie „Gehwegpanzer" oder „fette Qualle" bekommen sie zu hören. Was würdest du heute sagen, wenn du in der Vergangenheit kramst, was hat dich denn am meisten verletzt? Waren das jetzt die Sprüche, die da kamen, oder was war es denn?

N: Sprüche, vor allem im Sportunterricht. Es war schon ziemlich doof, dass andere an diesen blöden Kletterstangen hochgekommen sind, sich ohne Probleme mit den eigenen Armen hochziehen konnten, und ich halt da unten stand und nach oben starrte, weil ich es nicht schaffte, einfach mit den Beinen nicht nachkam.

KR: Wir hatten gerade darüber gesprochen, dass es hier Verletzungen gibt, und dann natürlich auch das Selbstwertgefühl verloren geht. Du hast das mit dem Sport sehr schön ausgeführt. Gibt es denn noch andere Dinge, durch die man unheimlich verletzt wird?

N: Ja, im Strandband zum Beispiel oder im Hallenbad, wenn die anderen irgendwie huckepack genommen werden oder durch die Gegend geschmissen werden. Das sind alles Dinge, die man nicht machen kann. Oder wenn man im Ferienlager ist, und Geburtstag hat, auf dem Stuhl sitzt und hochgehoben wird – das ist einem alles unangenehm. Oder wenn man mal jemandem auf den Schenkeln sitzen muss, weiß man, die Lady nebendran wiegt 20 kg weniger, und die merkt sich, welches Schwergewicht ihr auf dem Schenkel saß. Das sind so die Dinge, die mich ziemlich fertig gemacht haben.

KR: Du meinst also, man hat einfach unbewusst oder bewusst immer dieses Gefühl, dass andere das spüren, oder man vergleicht sich immer. Vielleicht ist das der bessere Ausdruck, man vergleicht sich eigentlich immer, mit denen, die dieses Problem nicht haben, und dadurch ist einfach der Abstand da, und über den Abstand bekommt man natürlich nicht das Selbstwertgefühl, zu sich zu stehen.

N: Ich finde, wenn man Kinder schon relativ früh an den Sport heranführt oder zum Sport erzieht, ich glaube, Kinder kann man zum

Sport erziehen, dass einem Sport oder draußen Rumtoben mehr Spaß machen kann, statt vor der Glotze zu sitzen. Wenn man kleine Kinder schon in Sportkindergärten oder in einen Sportverein bringt, dann kommt das Problem gar nicht so massiv hoch. In der ersten Zeit ist es sicher eine Überwindung, aber später macht es dann Spaß. Wenn ich irgendwie früher sportlich aktiv geworden wäre, dann würde mir Bewegung heute leichter fallen. Jetzt kostet es mich immer noch eine leichte Überwindung, aber für manche gehört das einfach zum Leben dazu. Die können nicht ohne Sport leben.

KR: Ich versteh dich schon. Wenn man wirklich früh von Natur aus den Spaß an der Bewegung hat, dann ist Sport wichtig und wird zur Selbstverständlichkeit. Wenn man das von Natur aus aber nicht hat, dann muss man das erst mühsam lernen. Nina, anderen Mut machen, denk ich, ist was ganz Wichtiges, und wir wissen aus vielen Gesundheitsprogrammen, dass eigentlich die – ich sag jetzt mal, die es ein Stück geschafft haben – einfach wissen, wie es funktioniert, und Rückfällen vorbeugen können. Du hast ja vorher schon gesagt: „Ich muss mich einfach auch ablenken, ich geh nach draußen, ich weiß, ich ess nicht aus Frust usw. Es ist für mich ein ganz bewusster Akt, oder sagen wir einmal, ein wirklicher Akt, der im Kopf stattfindet". Wie könntest du anderen noch Mut machen?

N: Am schlimmsten ist wohl, wenn man sich selber aufgibt und sagt: Ich schaff das nicht, ich kann nicht abnehmen, andere schaffen es, sie sind stärker. Jeder kann das schaffen. Man muss sich nur selber überwinden, den inneren Schweinehund, wie man so schön sagt, überwinden, das sind die ersten drei/ vier Wochen, vielleicht zwei Monate oder so, dann geht das, und ich glaube, wenn man Freunde hat, oder auch die Eltern mithelfen und vor allem fremde Personen, die einem nicht so nah stehen, die einen vielleicht noch ein bisschen hänseln, aber so, dass einem das Mut macht, anspornt, dass man weiter macht. Ich selber gebe nie auf, ich finde es schrecklich, wenn jemand aufgibt.

KR: Ich denke, Mut machen und Mut behalten heißt natürlich auch, dass man nicht aufgibt, wenn ein Tag mal schlecht gelaufen ist. Das sagen wir ja auch immer den Kindern. Morgen ist ein anderer Tag, morgen mach' ich es besser, morgen kann ich wieder starten. Wie siehst du heute das, was uns vorgegaukelt wird, dass man angeblich das alles ganz schnell erreichen kann und eben ganz schnell abnehmen kann?

N: Ich finde es schrecklich, wenn man sich zum Beispiel eine Zeitschrift kauft und liest, jetzt Bikinifigur, in zwei Wochen fünf Kilo weniger, ich find das so schrecklich, ich könnte da an die Decke gehen. Nur weil ich jetzt in zwei Wochen in Urlaub fahre, warum muss ich da jetzt noch fünf Kilo abnehmen?! Ich muss doch für mein Leben, für mein Leben lang mein Gewicht halten. Was ich mir in 17 Jahren anfresse, das muss ich doch rein theoretisch in 17 Jahren wieder abtrainieren dürfen, da kann ich mir doch Zeit lassen und brauche nicht zwei Wochen, bis der Bikini angeblich passt. Einen solchen Druck finde ich schrecklich und schädlich.

KR: Das ist auch ein Druck, der völlig außer Acht lässt, dass jeder Körper anders ist. Wenn ich dich richtig verstehe, kannst du heute akzeptieren, dass du jetzt keine dünne Frau irgendwann mal sein wirst, sondern dass du einfach sagst: So bin ich, ich will noch ein paar Kilo abnehmen – hast du ja immer auch betont –, aber ich möchte mich, wie ich heute bin, als Nina akzeptieren. Ich denke, diese Auffassung im Hinterkopf zu haben, ist sehr wichtig. Wie siehst du das eigentlich, wie sieht die Basis bei dir aus?

N: Ich habe auch meine Konstitution akzeptiert, denke, dass ich niemals so wie meine Banknachbarin in der Schule werden kann, denn die ist wirklich kerzengerade, die ist superschlank und einfach völlig anders gebaut, und ich hab mich einfach akzeptiert, dass das so ist mit meinem Körperbau, wie er ist, und wem das nicht passt, der soll sich wegdrehen.

Ich finde, ich muss mit mir leben, ich muss mein Leben leben können, mich selber leiden mögen, immer mehr, Schritt für Schritt.

KR: Du hast dir deutlich Ziele gesetzt. Die Kunst der kleinen Schritte. Wie siehst du im einzelnen deine kleinen Schritte? Du hast immer auch davon gesprochen, dass du im Sommer in die USA gehst. Gibt es vorher noch ein paar Schritte zu gehen?

N: Ich hab' mir vorgenommen, dass ich nicht als übergewichtige Jugendliche in die USA gehen möchte. Ich weiß, da drüben sind noch mehr Kinder übergewichtig, ich habe eben das Ziel, dass drüben so eine Art neues Leben anfängt. Die Leute kennen mich nicht, wie ich früher war und dass die mich einfach so akzeptieren wie ich bin, und nicht sagen, ja früher konntest du es ja auch nicht und dass ich da drüben absolut nicht zuzunehmen will, dass ich mich gesund ernähre. Das sind so meine kleine Schritte, um mein Leben im Griff zu behalten.

KR: Wir haben immer viel über die Waage gesprochen. Ich habe die Erfahrung gemacht, dass man sich einmal in der Woche auch auf die Waage stellen sollte, weil man dadurch eine objektive Maßeinheit hat. Wie sieht das bei dir aus?

N: Einmal die Woche, das ist absolut genug. Ich kenne Leute, die sich jeden Morgen wiegen und sagen: Gott, ich hab jetzt ein halbes Kilo gestern zugenommen. Das ist totaler Quatsch. Wenn ich zum Beispiel meine Tage habe, oder wenn ich am Abend ein bisschen später gegessen habe oder ein bisschen schwerer und es der Körper noch restlos verdauen muss, wiege ich doch deshalb am anderen Tag nicht ein halbes Kilo mehr. Das ist pure Einbildung. Also nicht jeden Tag, sondern einmal in der Woche auf die Waage reicht völlig aus.

KR: Schreibst du dir denn das auf, wenn du dich gewogen hast? Hast du denn so einen Verlauf?

N: Ja, im Kalender.

KR: Woran orientierst und kontrollierst du dich sonst noch?

N: Dadurch, dass ich mich einmal die Woche wiege, kontrolliere ich mich schon ein Stück weit selber, und wenn ich feststelle, dass ich die letzte Woche ein Kilo zugenommen habe, weil ich abends länger weg war und dann nachts noch gegessen habe, werde ich vorsichtig. Ich merke dann, dass ich es allein nicht immer schaffe, auf mich selber aufzupassen. Ich baue dann zusätzliche Kontrollen ein und bitte meine Mutter oder meine Freundin, mir beim Aufpassen zu helfen. Es gibt Situationen, da schaff' ich es allein nicht immer.

KR: Das ist eine ganz tolle Idee. Du hast schon die Erfahrung gemacht, dass das Umfeld, also auch Freunde behilflich sind, wenn man sie um Unterstützung bittet. Da kommt doch nur Positives und nichts Negatives rüber – oder?

N: Ich glaub', bei mir würd's auch niemand wagen, negativ auf mich einzuwirken.

KR: Viele Übergewichtige trauen sich nicht, auf andere zuzugehen. Was rätst du ihnen?

N: Das muss man manchen Leuten glaub' ich wirklich eintrichtern, dass sie über ihren eigenen Schatten springen müssen. Zu anderen Leuten hingehen und sagen: Helft mir – es muss ja nicht gleich die ganze Welt sein –, eine Person oder zwei reichen, da sind ja immer noch die Eltern oder der Bruder, das reicht oft schon, dass man nicht allein dasteht, denn allein ist es doppelt so schwer, vierfach so schwer, wie wenn man jemanden an der Seite hat. Dann geht es wirklich viel einfacher, und dann hat man auch die Gewissheit, o. k. wenn es mir schlecht geht, psychisch und physisch, dann kann ich zu denen hingehen und mir Hilfe holen. Das bringt auch wieder neuen Mut.

KR: Das Umfeld ist also ganz wesentlich. Was hältst du denn vom Blick in den Spiegel? Ist es für dich ein Bild, was du dir ab und zu von dir machst? Guckst du dich im Spiegel an, oder findest du das blöd?

N: Ne, blöd find ich es nicht. Wenn man nicht zu selbstkritisch ist, sondern ganz objektiv schaut, dann ist das gut so, aber man muss sich bewusst machen, dass es verschiedene Typen gibt, verschiedenen Knochenbau, dass man nie so werden kann wie die Schulfreundin oder die Nachbarin in der Schulbank oder sonst irgendwer, der einfach anders gebaut ist. Das muss man sich ganz einfach bewusst machen, dass man sich selber akzeptieren muss. Ich glaube, das kann man besser, wenn man sich vor dem Spiegel richtig betrachtet, so einmal im Monat und in regelmäßigen Abständen.

KR: Ich denke, diese Regelmäßigkeit ist wichtig, wenn wir jetzt den Bereich Ernährung ansprechen. Ich habe da formuliert, „Fett fühlen lernen" mit den Augen von Kindern. Was denkst du, was ich damit meine? Fragst du, was ist drin im Essen und im Getränk, denn das ist ganz wichtig für Kinder und nicht das Zählen von Kalorien? Vielleicht kannst du dazu noch mal was sagen, dass Kinder gar nicht so sehr zählen können müssen, sondern einfach nur ein Verhältnis dazu entwickeln müssen, ob eine Banane zum Beispiel ein sinnvolles Lebensmittel ist. Wie siehst du das heute?

N: Ich finde, Kindern muss man es irgendwie an Beispielen beibringen. Ich merke es mir zum Beispiel so, dass in einer kleinen Cola 8 bis 10 Stückchen Zucker drin sind, und das schreckt mich so ab, das macht mich irgendwie stutzig, so was hab ich mir eingeprägt, oder dass es viel sinnvoller ist, wenn man jetzt ein richtiges Mittagessen zu Hause isst statt zu Mac Donald's zu rennen. Ich meine, da muss man Kindern auch so einen Vergleich geben, dass sie das sehen, wie bei einem Dominospiel oder wie beim Memory, wo man drei Karten dazu machen muss, so irgendwie, dass die das lernen, denn das bringt denen nichts, wenn die wissen, o. k. eine Tafel Schokolade hat 540 Kalorien, denn dazu hat man als Kind überhaupt kein Verhältnis. Die brauchen etwas Fassbares.

KR: Ganz wichtig sind für Kinder Modelle, nach denen sie Lebensmittel begreifen und einordnen können.

N: Etwas, was sie sich merken können, und

so richtiges von falschem Essen unterscheiden lernen.

KR: Genau, etwas, das optisch wahrnehmbar ist und das man wie du sagst, einfach auch in ganz klaren Inhalten erfassen muss, dass es wie gesagt nicht um Zahlen geht, dass es hier auch nicht abstrakt um Fett und Kohlenhydrate usw. gehen kann. Da Begreifen auch mit Greifen zu tun hat, lernen sie so, dass sie fettige oder glänzende Hände bekommen, wenn sie Fettes anfassen. Oder einen glänzenden Mund bekommen, wenn sie Fett kosten. Fett fühlen lernen – mit den Augen von Kindern, das scheint mir ein ganz wichtiges Thema zu sein. Du würdest das auch unterstützen?

N: Auf jeden Fall, je früher ein Kind weiß, dass eine Banane besser ist als ein Cheeseburger, hat es auch einen fassbaren Vergleich, der in die Tiefe geht.

KR: Ist sonst noch etwas hängen geblieben?

N: Ich finde, es sind diese kleinen Schrittchen, diese winzig kleinen, die jeder machen muss. Es bringt nichts, wenn ich weiß, oh toll, irgendwann fange ich damit an. Auch das Abnehmen beginnt mit tausend kleinen Sachen, die erst 1 Kilo oder ein Knopfloch im Gürtel zeigen, man muss konsequent bleiben über Jahre hinweg, eigentlich immer, und wenn man einen neuen Schritt tut, kann man sich irgendwie einprägen: So mach ich's, ich schau einmal am Tag zurück, was ich gegessen habe, was ich richtig gemacht habe, oder nehme mir vor, ja ich stell mir für morgen fünf Karotten hin, die will ich über den Tag verteilt essen. Es sind so kleine Dinge, die helfen, insgesamt hilfreiche Brücken zu bauen.

KR: Aber es ist schon so, wenn ich dich höre: Du organisierst das heute sehr bewusst, also du rennst nicht mehr so in den Tag hinein, du kennst dich und schützt dich durch richtige Organisation und Planung?

N: Ja, mein Tag ist voll durchgeplant, also essensmäßig voll durchgeplant. Ich nehme mir morgens zum Beispiel vor, wenn ich am Samstagvormittag in die Stadt fahre, mittags bewusst einen Bogen um Mac Donald's zu machen und lieber über den Markt zu gehen und mir dort frisches Obst zu kaufen oder etwas anderes Gesundes. Ich bin von Natur aus schon etwas bequem und träge, weiß aber, wie ich diese Schwächen überwinde, eben auch mit richtiger Organisation.

KR: Du meinst damit: das Wissen im Alltag konsequent anwenden. Ich denke auch, dass der organisierte Weg ein ganz wichtiger Kompass im Verhalten ist. Wir sind dann schon fast das ganze Programm noch einmal durchgegangen. Wenn du jetzt mal ganz langfristig denkst, was würdest du machen, wenn plötzlich unverhofft ein Konflikt für dich entsteht, was natürlich keiner hofft? Denkst du, dass du es auch über den Kopf statt über Essen schaffen kannst, oder kannst du dir vorstellen, dass es erneut passieren kann, dass du wieder unkontrolliert in dich hineinstopfst?

N: Da kann ich mich gleich aufgeben.

KR: Das entspricht im Moment also gar nicht deiner Vorstellung, dass es etwas geben könnte, das du nicht bewältigen kannst. Du vertraust auf deinen Kopf, du kannst dich damit auseinandersetzen, und damit kann man auch alles regeln. Sprechen wir noch einmal über das Gewicht. Hast du denn, wenn du jetzt auf die Waage gehst, ein oberes Limit, bei dem du sagst, wenn ich das wiege, dann erlaube ich mir das und jenes überhaupt nicht. Gibt es solche Dinge?

N: Ja, wenn ich über 70 kg komme, dann würde ich wahrscheinlich nicht mehr aus dem Haus gehen. Genau kann ich das nicht sagen, aber wenn die Teilstriche auf der Waage von 68/69 kg näher rücken, dann fang ich schon innerlich an zu zittern, dann kriege ich schon Angst vor mir selber, dass ich mich wieder nicht beherrschen könnte, dass dann wieder so eine Art zweites Ich rauskommen könnte. Dann mache ich einen noch größeren Bogen um alles Essbare oder ich geh noch öfter laufen oder mache sonstigen Sport, um mein zweites Ich, das ich nicht mag, auszutricksen.

KR: Aber du hast dir schon ganz klare Limits gesetzt.

N: Ich glaube, das muss man sich selber setzen. Jeder persönlich weiß ja, wo seine Schmerzgrenze beim Gewicht liegt, und jeder soll sich auch wohl fühlen, selbst wenn die blöde Tabelle sagt, 56 Kilo ist genug, und wenn er sich halt erst bei 64 Kilo wohl fühlt, dann soll er seine Grenze eben bei 64 ziehen, aber dann konsequent sein.

KR: Wichtig sind also auch richtige Zielsetzungen. Viele haben ja ganz unrealistische Ziele. Die sagen, ich möchte 20 Kilo abnehmen, und wenn ich sie dann frage, ja was würdest du denn dafür aufgeben wollen, dann würden sie am liebsten nichts dafür aufgeben. Ich denke, das muss abgeglichen werden, was bin ich bereit, dafür aufzugeben oder nicht mehr zu machen. Es muss ja immer in einem Verhältnis sein, oder wie siehst du das?

N: Ja, viele meinen, es fliegt ihnen zu, dass sie weniger essen. Das höre ich auch von meinen Freundinnen oder Bekannten aus meiner neuen Klasse. Die essen dann entweder gar nichts oder machen eine Diät, die nichts bringt. Sie lesen dummes Zeug in der Illustrierten, ziehen wenn es wirklich kalt ist, nur ein T-Shirt an, weil sie meinen, wenn man friert, dann nimmt man ab. Das ist ein solcher Schwachsinn, das find ich so krank, die lesen halt nur, was in manchen dummen Blättern übers Abnehmen steht. Die wissen aber gar nicht, dass sie durch Sport mehr erreichen, durch das richtige Maß und durch Sport abnehmen, dass man Ernährung umstellen kann und auf Nahrung nicht gänzlich verzichten muss, um dann doch wieder mit Heißhunger nach Tagen Versäumtes nachzuholen. Die sind eben inkonsequent.

KR: Noch mal abschließend, ich denke, dass Regelmäßigkeit, dieses ständige Auseinandersetzen mit der Situation sehr wichtig ist. Wenn man das jetzt so hört, dann hat man das Gefühl, dass dies doch sehr mühsam ist. Was würdest du sagen, was bringt dir diese Auseinandersetzung mit dir selber, was gibt dir das?

N: Viel Selbstbestätigung, dass ich mich und andere leiden kann, bewundernde Blicke von anderen. Als ich nach der Sendung bei FLIEGE wieder zurück war und die Sendung ausgestrahlt war, kam die Mutter von einer Freundin auf mich zu, die ich schon lange kenne und sagte: „Hey, jetzt sieht man das erst richtig, Nina, vorher hab ich das gar nicht so wahrgenommen, aber jetzt merkt man das erst richtig so, dass du abgenommen hast." Auch die Jungs in der Disco sehen mich mit Wohlfühlgewicht anders an, und auch das tut gut.

KR: Was ich ebenfalls ganz interessant finde, du machst ja heute mehr Sport. Hast du denn eigentlich auch so nach dem Sport für dich selber das Gefühl, Mensch das tut mir gut, und das ist gut für mich? Gibt es solche Momente?

N: Ja, ich bin dann hinterher unheimlich stolz auf mich, dass ich es doch wieder geschafft habe, die ganzen drei Kilometer zu laufen, nicht nach 2,5 aufzugeben. Da hat man hinterher schon ein gewisses Glücksgefühl, mir geht es danach voll gut, und ich bin auch, wenn ich am Anfang, bevor ich loslaufe, voll muffig bin, hinterher voll gut gelaunt, auch wenn ich todmüde bin und ins Bett falle. Ich schlafe wie ein Bär, mir geht's einfach gut. Ich fühle mich hinterher einfach besser, denn ich habe mal wieder den inneren Schweinehund überwunden. Spaß hat's auch gemacht, und gegessen habe ich in dieser Zeit auch nichts – einfach ein tolles Gefühl.

KR: Ich komme noch einmal auf den Anfang zurück. Was du da gesagt hast, ist auch ganz wichtig. Wenn man mal einen schlechten Tag erwischt, sollte man sich zur Hilfe Verbündete suchen.

N: Ja, ohne Verbündete hätte ich es nicht geschafft. Man muss sich da zu helfen wissen, man muss sich selber Brücken bauen, man muss sich selber austricksen.

KR: Und das heißt dann auch immer, dass man sich jetzt nicht ins stille Kämmerlein verdrückt und vor lauter Selbstmitleid zerfließt, sondern dass man wirklich rausgeht. Oder ist das jetzt schon die Message, dieses Aktivwerden?

N: Ja, das ist die Botschaft. Das Aktivwerden, rausgehen, auch wenn manche Leute blöd schauen wegen der vielen Pfunde, ist der erste Schritt und nicht erst, wenn man abgenommen hat. Sollen sie doch gucken, und wenn man richtige Freunde hat, die setzen sich dann für einen ein und pöbeln dann zurück, wenn man selber nicht die Kraft hat. Mir geht's so, meine Freunde stehen voll zu mir, die brüllen dann zurück, wenn ich blöd angemacht werde.

KR: Du hast natürlich jetzt schon so ein Erfolgsnetz aufgebaut, und im Endeffekt ist das auch für manche Kinder draußen die Überlegung: Menschenskinder seht euch um, sucht euch einfach auch Leidensgenossen, macht euch durch Leidensgenossen auch schon stärker und stärker und traut euch, auf andere zuzugehen und zu sagen: Helft mir! Das ist es doch eigentlich auch, was du sagen würdest – oder?

N: Keiner würde nein sagen, wenn es um Unterstützung geht. Die meisten würden noch sagen: Ja klar, ich mach mit, dass man sich gegenseitig stützt. Sie helfen gerne, vor allem, wenn's mal Probleme gibt.

KR: Das ist eine neue Erfahrung, die viele vielleicht erst noch machen müssen, dass das, was negativ auf sie einströmt, durchaus auch positiv besetzt werden könnte, indem einfach andere sagen: Du komm, ich geb dir Hilfestellung, komm, ich hol dich immer wieder ab an der Stelle, an der du es benötigst. Egal, wenn auch viel schief gelaufen ist. Sie fangen wieder von neuem an – ja?

N: Wenn man heute etwas schlecht gemacht hat, hat man die Chance, es schon am nächsten Tag besser, zumindest aber anders machen zu können. Das ist doch immer eine tolle Perspektive!

KR: O. k. Ich danke dir, ich glaube, das war ganz super, auf diese Weise haben wir noch einmal alle wichtigen Punkte zusammengefasst.

Register

Bildnachweis

AMS/Rudolf Kempf 17, 68 (nach H. Liebermeister), 141 (nach Döbler/Scheidereit)
Bavaria Bildagentur 20, 26, 40, 128
Edith Gerlach 104
Bernd Heeber 44, 46, 47, 53, 130, 132 (2), 133 (2), 136, 137, 139, 143, 144, 146, 147, 151
Martina Keller/Psychologie heute 6
Photostudio Hägele 8
Julia Whatley 14, 60,
Bernd Wohlgemuth 80, 115
StockFood, München 119
Superbild, Berlin 124

© 2001 by Econ Ullstein List Verlag GmbH & Co. KG, Berlin und München

Hinweis:
Die medizinischen Aussagen und Ratschläge in diesem Buch wurden von der Autorin und dem Verlag sorgfältig erwogen und geprüft. Sie entsprechen dem aktuellen Wissensstand bei Fertigstellung des Manuskripts, ersetzen jedoch keine ärztliche Konsultation. Eine Haftung der Autorin bzw. des Verlages und seiner Beauftragten für Personen-, Sach- und Vermögensschäden ist ausgeschlossen.

Die Verwertung der Texte und Bilder, auch auszugsweise, ist ohne Zustimmung des Verlages urheberrechtswidrig und strafbar. Dies gilt auch für Vervielfältigungen, Mikroverfilmungen und für die Verarbeitung mit elektronischen Systemen.

Umschlaggestaltung: Berndt & Fischer, Berlin
Umschlagfoto: Stone, München
Konzeption und redaktionelle Bearbeitung: AMS Autoren- und Medienservice, Reute
Layout und Satz: AMS/Rudolf Kempf
Lithos: EBV-Studio Kern, Freiburg i. Br.
Druck und Verarbeitung: Druckerei Uhl, Radolfzell

Printed in Germany 2001

ISBN 3-550-07162-0